藤野邦夫

幸せな老後を迎えるための
最新医療情報

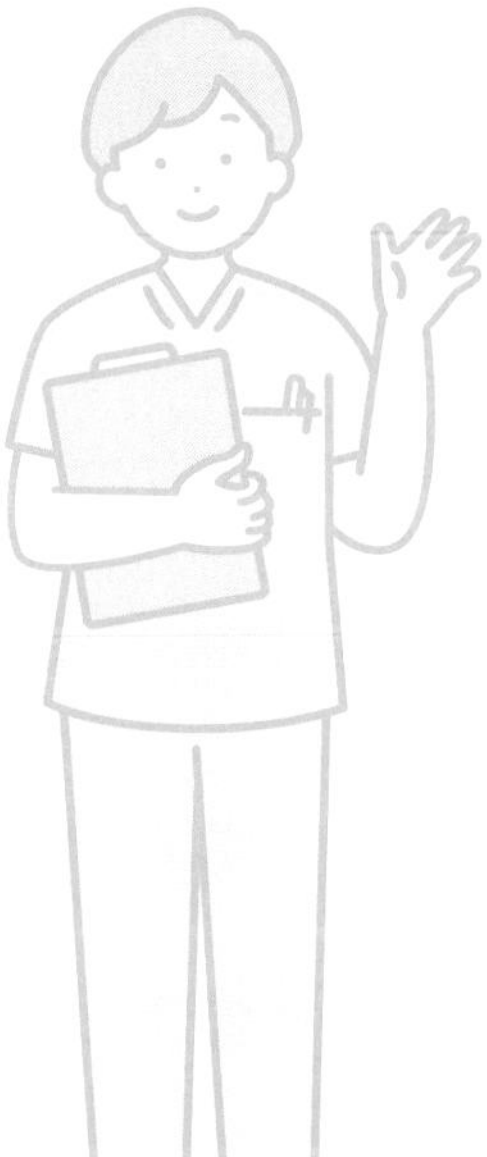

敬文舎

幸せな老後を迎えるための
最新医療情報

藤野邦夫

敬文舎

装丁
竹歳　明弘（STUDIO BEAT）
編集
日高　淑子
図版作成
蓬生　雄司

第三章 腎臓病と透析をどう防ぐか…109

第四章　治りにくい痛みのとり方…139

はじめに——現代医療のすぐれた成果を生かそう

世界の医療界が総力をあげてきた「**がん医療**」は薬剤の進歩もあって、がんによってはついに4B期の患者でも救えるようになりました。多くの人を苦しめてきたほかの重い病気の治療でも、進歩・発展には目ざましいものがあります。

アルツハイマー型を中心とする認知症は、軽い認知障害《にんちしょうがい》を発見する「**MCI《エムシーアイ》検査**」をうけて治療すれば40%近くが完全に治り、のこりの50%の進行も食いとめることができるようになりました。**つまり90%の早期患者を阻止できる**ようになったのです。

糖尿病の治療法も進展し、**新しい内視鏡治療で患者がインスリンを使わなくてもよくなる**時代が近づいています。この治療法の進展はこれからですが、2型糖尿病患者にとって明るい時代の到来が現実化してきました。

透析をうけるしかなかった慢性腎不全《まんせいじんふぜん》の患者の80%以上が、透析をうけずに8年間

もふつうに暮らしています。愛媛県八幡浜市の成果はおおいに参考になるでしょう。

全国に普及しはじめている**ペインクリニック**で、**足腰の痛みをはじめとする治りにくい痛み**が根本的に治せます。**五十肩、ぎっくり腰、脊柱管狭窄症《せきちゅうかんきょうさくしょう》、帯状疱疹《たいじょうほうしん》、手術後の痛み**ばかりか、**花粉症やアレルギー**もがまんしなくてもよくなっています。

耐えられない**関節痛、関節リウマチ、骨粗しょう症**にも抜本的な有効な対策ができるようになりました。

いまは3か月か半年で、医療状況が一変する可能性をもつ時代です。にもかかわらず多くの人がその恩恵をうけられないのは、医療情報をキャッチする機会がないからにほかなりません。

じっさいに全身転移のがん患者に有効な治療法を提案し、経験と能力のある医師を紹介して完全に治ると、かならず、こんな医師や病院と治療情報を多くの困っている人たちに知らせたいといってきます。

歩けなくなって車イスを使っていた人たちや、脊柱管狭窄症で下半身がしびれて歩けなかった人たちや、いろいろな治らない痛みに苦しんでいた人たちが、自由に歩けるようになったり、痛みが完全にとれて再発しなくなったりすると、どうしてこんな治療法があることを多くの人たちが知らないのでしょうと、不思議そうな顔をされます。

たとえば、ペインクリニックが痛みをとるだけでなく、痛みの根本原因を解決して痛みが再発しないようにする治療法であることを知っている人はわずかです。

これまで40年以上にわたって、数えきれないほどの患者に接してきましたが、かれらの多くは有効な治療情報を知らないばかりに苦しんでいたことがわかりました。

いまでは有効な治療ができる病院や施設は、全国のどこにでも数多くあります。信頼できる統計では、若い人たちもふくめて日本で痛みをもつ人たちは9000万人もいるとされています。だからペインクリニックの病院はどんな地方にも広がっていますが、それを知らなければ利用することができません。

本書は、重い病気にかからないようにする方法と、不幸にして重い病気にかかったときに、どのように対応するかという情報を伝えるものです。ご自分やご家族に関係する項から読んでみてください。

第一章

認知症をどのようにして防ぐか

01 認知症とはどのような症状か

認知とは人の感覚のもっとも基本的段階

認知症にかかる人たちの多さと、ひとたび認知症にかかるとどんな状態になるかは、いまさら説明しなくてもいいでしょう。りっぱな社会人として活動してきた人たちが、悲しい状態になるのを防ぐ方法はないのでしょうか。

頭がいいとされてきた人たちや、社会的に高い地位にいた人たちも認知症になるので、認知症にはかかりそうな目安がありません。それがいちばん、われわれを不安にするポイントです。だれもがいつなんどき認知症にかかるか見当がつきません。

ところで「認知症」の「**認知**」とは、どういう意味でしょうか。一般に認知とは、人がなにか

を認める感覚の働きを意味します。たとえば、

「なにか大きなものがある」とか「なにか動くものがある」

と認めるのが認知です。

つぎに、それがなにかという意味を考えるのが「認識」です。たとえば「巨大なものは富士山という山だ」とか「動くものは警官だ」とか「車だ」とかというのが認識です。つまり**認知症とは、人の反応のもっとも基本的なレベルでおこる障害**です。

認知は認識の前段階として認めることなので、

「この子はあんたの子に間違いないんだから、認知してちょうだいね」

というふうに使われることもあります。

早期アルツハイマーの90%に対応できる

いまのところ**認知症が進行すると治療の方法がありません**。治療のポイントは進行した状態をどのようにして抑え、長引かせるかしかありません。だから症状を早期に発見して、根治《こんち》するか進行しないようにするのが、いちばん重要になります。

いまの日本では**65歳以上の15％（462万人）が認知症**にかかっていると推定されます。厚労省の「新オレンジプラン」の推定では、**2025年には5人に1人にあたる700万人**が認知症になるとされます。

ここで役だつのが「**MCI**《エムシーアイ》（軽度《けいど》認知障害《にんちしょうがい》）検査」という検査方法です。

MCI検査とは「Mild Cognitive Impairment」（マイルド・コグニティブ・インペアメント）、つまり「**軽い認知障害の検査**」です。軽い認知障害とは、ふつうの健康な状態と進行した認知症の中間の状態で、いまの日本では**65歳以上の13％（400万人）がMCI**だとされます。

MCIとは放置しておくと、治療法のない認知症に進行する直前の状態です。つまり進行した認知症になるかどうかの境目で、**軽い認知障害は1年で10％進行**し、**5年で40％進行**します。進行した段階はあともどりできないレベルなので、検査と治療をためらっている余裕がありません。

MCI検査で軽い認知障害を発見して治療すれば、**アルツハイマー型認知症の16～41％が完全に治り、のこりの50％の進行がとまる**とされます。つまり**90％近くの軽い認知障害に対応できる**ということです。不幸にして進行するのは10～20％程度ですから、MCI検査は不安をかかえる人たちにとって、すごく明るい情報です。

MCIの早期発見の検査をする病院は全国各地にたくさんありますから、わからなければネットで調べるか、「地域連携支援センター」か、市役所か役場の窓口で聞いてみてください。

医師が監修するMCI検査は、軽い認知障害を早く発見し、サービスつきの高齢者むけ住宅の相談にのるという考えではじめられた政策でした。認知症を社会全体で支えていこうという考えが基本にあります。

●MCI（軽度認知障害）検査はどんな検査か

MCIの早期発見では**「MCIスクリーニング検査」**と**「ApoE《アポイー》遺伝子検査」**をします。どちらも7㎖の採血をする検査で、結果は2～3週でわかります。

「MCIスクリーニング検査」では、血液中の**「アミロイドβ《ベータ》ペプチド」**という老廃物を検出します。この物質が脳にたまると**アルツハイマー型認知症の原因**になるとされます。

「ApoE遺伝子検査」のほうは、有害な「アミロイドβペプチド」を弱める働きをする血液中の3つの遺伝子を調べます。ApoE遺伝子はタイプによって、アルツハイマー型認知症のリスクを10倍も高めることがあります。

両方の検査は健康保険の適用外で、それぞれ2万円前後かかりますが、両方の検査をうければ割引いてくれる病院もあります。

●MCI検査を考えるタイミング

それでは家族にどんな症状があらわれたときにMCIを疑い、検査を計画するのでしょうか。

そのためには「**東京都福祉局　とうきょう認知症ナビ**」のチェックリストが参考になります。このリストで20点以上になれば、すでに認知の働きや社会生活に支障がおきているかもしれません。

2023年5月、**日本老年精神医学会**は「**J-MCI**《ジェイエムシーアイ》　**もの忘れチェック**」を発表しました。13の質問に本人や家族が「ハイ」「イイエ」でこたえる形式で、軽度《けいど》認知障害《にんちしょうがい》のリスクのある人の90%以上が見わけられました。

MCIを疑うきっかけとしては「**もの忘れ**」が多くなるほか、「**集中力ややる気のなさ**」「**おなじことをくり返す**」「**ふたつ以上の動作が同時にできない**」「**疲れやすい**」「**仕事の段取りが悪くなった**」「**外にでるときも衣服を気にしなくなった**」などがあります。

軽度認知障害と老化によるもの忘れを混同しないことが大切です。一般に家族がこれまでより

認知症リスクチェックテスト

「J-MCI」

最近の自分（家族）の様子について「はい」「いいえ」で答えよう

1	ものの名前が出てこない、「あれ」「これ」を多用する	はい・いいえ
2	曜日や日にちがわからない	はい・いいえ
3	薬の管理ができない	はい・いいえ
4	（医師・薬剤師による）指導内容を覚えていない	はい・いいえ
5	生返事で、何を聞いても「ハイ」「大丈夫」などと答える	はい・いいえ
6	些細なことで泣き、大喜び、激怒等につながる	はい・いいえ
7	同じ行動を繰り返す（発言内容、日課、散歩コースなどの固定化）	はい・いいえ
8	時間を過度に気にして、予定時間の前に行動を開始する	はい・いいえ
9	最近の物事を思い出せない	はい・いいえ
10	処方箋や診察券を紛失する	はい・いいえ
11	検査室へたどりつけないなど医療施設内で迷う	はい・いいえ
12	よだれや唾液が増えている	はい・いいえ
13	ろれつが回らず、言語が不明瞭である	はい・いいえ

6 13は「レビー小体型認知症」、7 8は「前頭側頭型」の症状

出典：認知症リスク判定「J-MCI」：日本老年精神医学会

「ひょっとして認知症かな？」
気になりはじめたら自分でチェックしてみましょう。
※ご家族や身近な方がチェックすることもできます。

チェック６ 貯金の出し入れや、家賃や公共料金の支払いは一人でできますか	問題なくできる **1点**	だいたいできる **2点**	あまりできない **3点**	できない **4点**
チェック７ 一人で買い物に行けますか	問題なくできる **1点**	だいたいできる **2点**	あまりできない **3点**	できない **4点**
チェック８ バスや電車、自家用車などを使って一人で外出できますか	問題なくできる **1点**	だいたいできる **2点**	あまりできない **3点**	できない **4点**
チェック９ 自分で掃除機やほうきを使って掃除ができますか	問題なくできる **1点**	だいたいできる **2点**	あまりできない **3点**	できない **4点**
チェック10 電話番号を調べて、電話をかけることができますか	問題なくできる **1点**	だいたいできる **2点**	あまりできない **3点**	できない **4点**

チェックしたら、①から⑩の合計を計算▶　合計点［　　］点

20点以上の場合は、認知機能や社会生活に支障が出ている可能性があります。
お近くの医療機関や相談機関に相談してみましょう。

出典：東京都福祉局“とうきょう認知ナビ”「自分でできる認知症の気づきチェックリスト」

「自分でできる認知症の気づきチェックリスト」をやってみましょう！

自分でできる認知症の気づきチェックリスト

最もあてはまるところに○をつけてください。

チェック 1 財布や鍵など、物を置いた場所がわからなくなることがありますか	まったくない 1点	ときどきある 2点	頻繁にある 3点	いつもそうだ 4点
チェック 2 5分前に聞いた話を思い出せないことがありますか	まったくない 1点	ときどきある 2点	頻繁にある 3点	いつもそうだ 4点
チェック 3 周りの人から「いつも同じ事を聞く」などのもの忘れがあると言われますか	まったくない 1点	ときどきある 2点	頻繁にある 3点	いつもそうだ 4点
チェック 4 今日が何月何日かわからないときがありますか	まったくない 1点	ときどきある 2点	頻繁にある 3点	いつもそうだ 4点
チェック 5 言おうとしている言葉が、すぐに出てこないことがありますか	まったくない 1点	ときどきある 2点	頻繁にある 3点	いつもそうだ 4点

※このチェックリストの結果はあくまでもおおよその目安で医学的診断に代わるものではありません。
認知症の診断には医療機関での受診が必要です。
※身体機能が低下している場合は点数が高くなる可能性があります。

ちょっとかわったと感じたら、MCIを疑うタイミングになります。ちょっとかわったと感じても、

「あの人は昔から少しかわっていたから」

と放置する家庭がありますが、これは非常に危険な姿勢です。本人のほうは、

「認知症にならないように検査をうけようね」

といえば素直に検査をうけるでしょう。本人も認知症をこわがっているのです。


検査はいちどだけでなく、本人の状況によっては1~2年にいちどとか、定期的にうけることもお勧めです。以上の検査をうけて不安があれば、ほかの医療施設で**2次検査**をうけたほうがいいでしょう。

2次検査の病院は**かかりつけの内科医**が一般的ですが、**大病院の精神科か心療内科《しんりょうないか》**の受診が必要なこともあります。いつからもの忘れがはじまったかとか、どんなことを忘れやすいかなどを聞かれますので、つきそい人はこたえる準備が必要です。

人間は脳に支配されるだけではなく、MCIには内科的原因や社会的原因もありますから、治療はそうした原因もふくめて考えなければなりません。

●期待できる新しい検査方法

２０２２年11月、**香港中国大学**の研究チームは、中国、シンガポール、イギリス、アメリカのアルツハイマー型の患者６４８人、非アルツハイマー型の患者３２４０人の**目の網膜《もうまく》の眼底《がんてい》カメラの画像の**研究結果を発表しました。

１万２９４９件の４種類の網膜画像を調査した結果、**画像だけでアルツハイマー型の発症《はっしょう》を予測できる**ことがわかりました。チームはより安い費用で効果的にアルツハイマー型を予測し、進行状況を把握できるといっています。網膜の画像だけで症状を判定できれば、医師にも患者にもありがたいでしょう。

おなじ２０２２年11月、**京都の３つの施設の共同研究グループ**が、**糖尿病性認知症《とうにょうびょうせいにんちしょう》の新しいマーカーとして**「**sTREM2**」という物質が有効だと発表しました。この物質の血中濃度が低くなると、糖尿病性認知症のリスクが高くなるそうです。

糖尿病はアルツハイマー型認知症と脳血管性《のうけっかんせい》認知症の危険因子ですから、糖尿病患者の管理に活用できそうだと期待されます。

●認知症にはどんな種類があるか

認知症では、（1）**67・6％を占める**「アルツハイマー型認知症」、（2）**19・5％を占める**「**脳血管性認知症**」、（3）**4・3％を占める**「レビー小体型《しょうたいがた》認知症」、（4）「**前頭側頭型認知症**《ぜんとうそくとうがたにんちしょう》」が俗に｛4大認知症｝と呼ばれます。ほかに「**若年性認知症**」と「**家族型認知症**」が知られています。

認知症は病気でなく症状や状態のことです。どの認知症でも、認知症と診断された本人がいちばん不安になります。ここで**決定的に重要なのは家族の心遣いとサポート**です。家族の協力で症状を改善したり、進行を遅らせたりできることが少なくありません。

患者の発言や行動や反応をいちいち否定しないで、寄りそうようにします。たとえば、本人がおなじことをなんどもいっても、

「さっきも、おなじことをいったじゃないの。おなじことばかりいわないでよ」

といったり、ちぐはぐな行動をとがめたりしないことです。

レビー小体型認知症の特徴は、ほかの人にみえないものがみえる「**幻視**《げんし》」です。天井にヘビがいるとか、壁に虫の群れがはっているとか、ご飯のなかに虫がいるというようなことをいっても、むげに否定しないで、

認知症の種類別割合

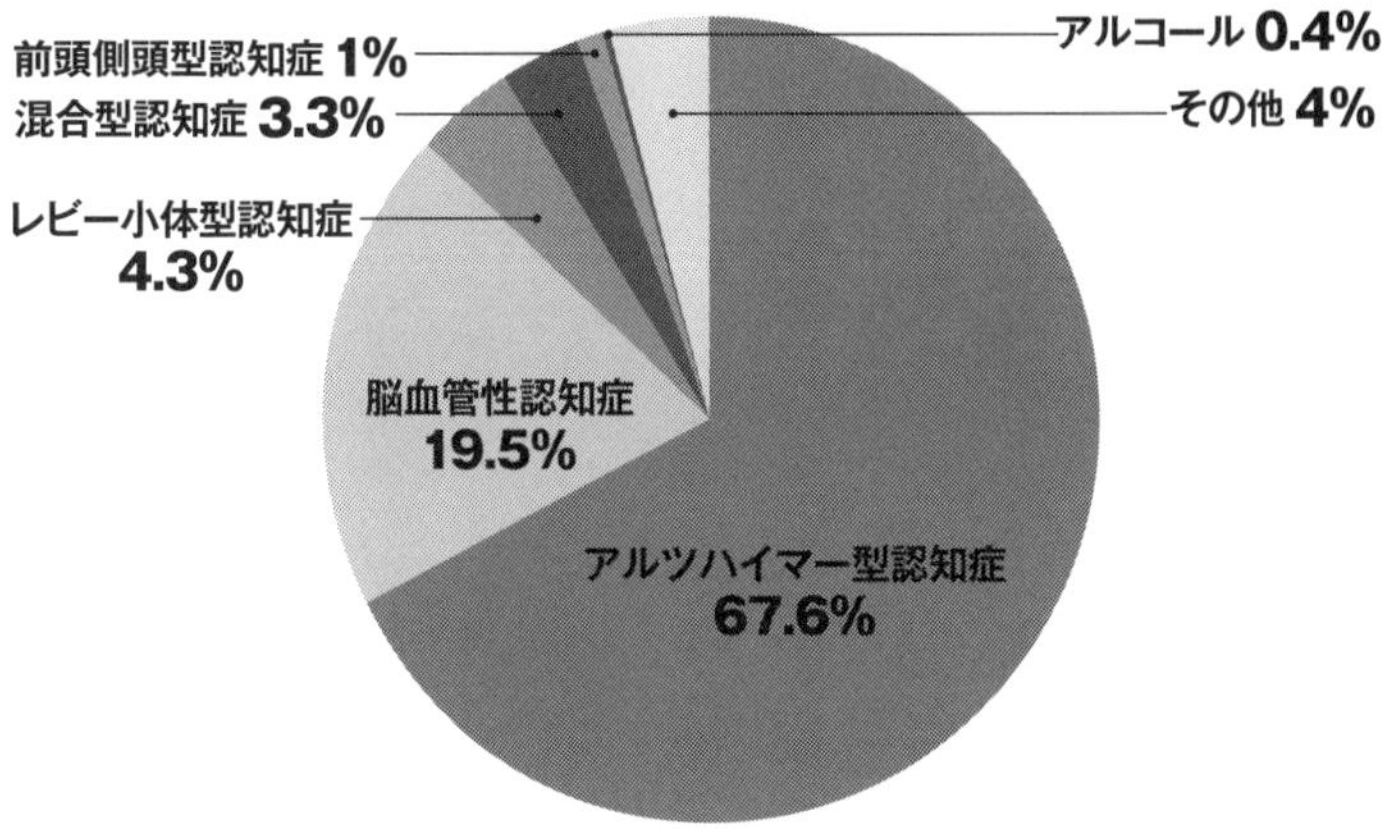

出典：厚生労働科学研究成果データベース「都市部における認知症有病率と認知症の生活機能障害への対応」

「あら、困ったわね。しばらく様子をみましょうよ」

というふうに心をケアすることが重要です。家族はたいへんですが、これで進行が遅れると思えば慰められるでしょう。長谷川嘉哉氏の『ボケ日和』（かんき出版）や『患者と家族を支える認知症の本』（学研）を読めば、臨床医の経験が参考になるでしょう。

02
アルツハイマー型認知症にどう対応するか

アルツハイマー型認知症の進行

アルツハイマー型認知症という名称は、どこからでたのでしょうか。これは19世紀から20世紀はじめに、この症状を研究したドイツのアロイス・アルツハイマーという医師の名まえです。病気の名称には医師や研究者の名まえをつける例が少なくありません。

アルツハイマー型認知症では、脳に「アミロイドβ《ベータ》ペプチド」を中心とする不必要なタンパク質がたまり、神経細胞が変質したり死滅したりします。

この「脳のゴミ」がたまると脳に「**老人班**《ろうじんはん》」というシミができ、これに「タウタンパク質」の変性がくわわってアルツハイマー型認知症がおこるとされます。「**海馬**《かいば》」や「**頭頂葉**《とうちょうよう》」という脳の部分がちぢまり、認知症の症状がでてきます。

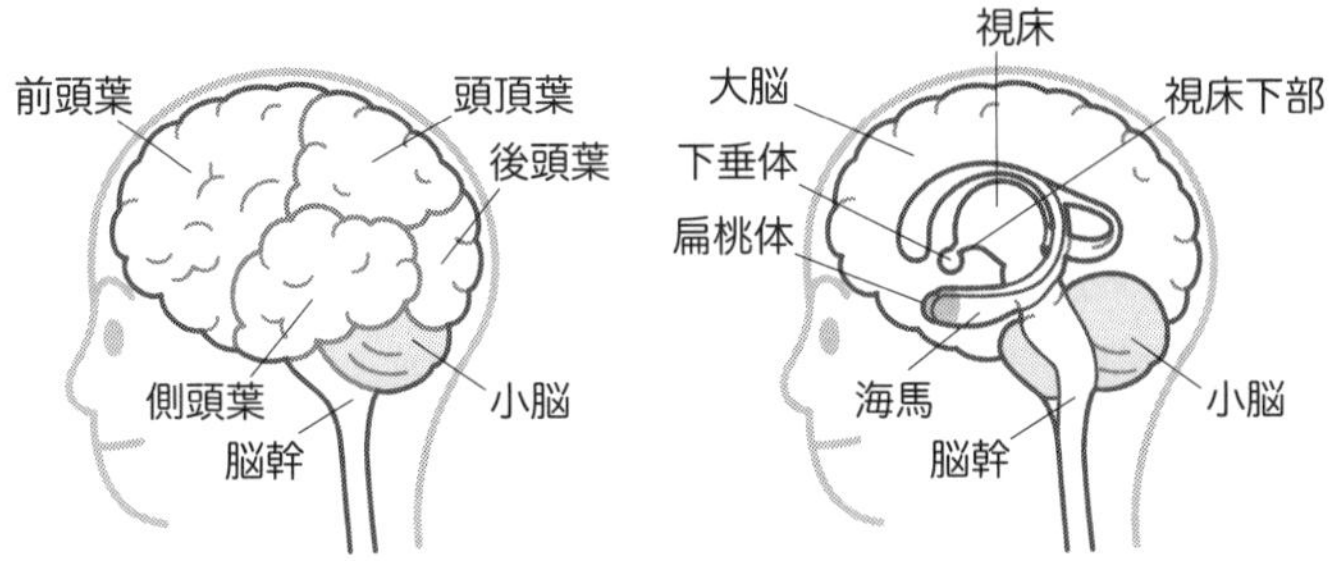

いまでは「アミロイドβペプチド」がたまることだけが、アルツハイマーの原因でないことがわかってきました。この研究はこれからで、新しい治療法が実現するでしょう。

アルツハイマー型は1年に5～15%のペースでMCI（軽度認知障害）から「**軽度認知症**」に移行し、そのあと「**中度認知症**」から「**重度認知症**」に移行します。一般にアルツハイマー型認知症が発見されるのは、「軽度」から「中度」に移るときです。

現在のところ、進行したアルツハイマー型に治療法はありません。進行を遅らして、症状を維持する方法があるだけです。だからMCIの段階で発見し、治療しようとする姿勢が決定的に重要になります。

アルツハイマー型の進行を遅らす薬として「**ドネペジル**」があります。製品には「**アリセプト**」と「**レミニール**」があり、どちらも軽度と中度のアルツハイマー型とレビー小体型に処方されます。「**メマリー**」のほうは中度から重度の症状に処方されます。

「レミニール」はマツユキソウという植物の根茎《こんけい》から分離した薬剤で、マツユキソウの花ことばは「逆境のなかの希望、慰め」だというのが好ましく思われます。

以上の薬剤には、大きくわけて落ちこんだ人を元気づける系統と、興奮しやすい、おこりっぽい人の気分をしずめる系統があります。「アリセプト」と「レミニール」は患者を元気にし、「メマリー」はおだやかにします。

2023年1月、日本初の高度アルツハイマー型の張り薬「**アリドネパッチ**」が承認されました。軽度〜中程度の症状に使え、背中、上腕、胸にはりつけて24時間ごとにはりかえます。嚥下《えんげ》困難《こんなん》な患者に使え、介護もらくになるでしょう。

最近、大きな話題になったのは新しいアルツハイマー型の薬剤「**レカネバブ**」です。

これは「アミロイドβ《ベータ》」の除去を目的とする薬剤で、2022年秋に発表されたデータでは、1800人の18か月間の投与で**症状の悪化が27%抑えられました。**

米食品医薬品局（FDA《エフディエー》）は2023年1月に条件づきで「レカネバブ」を緊急承認し、日本では2023年8月に、厚労省部会で承認が了承されました。

投与《とうよ》のための検査や投与方法にむずかしさがあり、脳の浮腫《ふしゅ》や出血などの副作用もありますので、投与対象は厳格に審査されるでしょう。それでもアミロイドβの蓄積にじかに作用する薬ができたことは画期的で、研究の推進が期待されます。

●アルツハイマー型認知症の改善

アルツハイマー型認知症の**3分の2以上が女性**です。理由の1つとして、閉経後《へいけいご》の女性に女性ホルモンの「**エストロゲン**」が減少することにあるのではないかといわれてきました。

2023年4月、アメリカの**ウェークフォレスト大学**の研究チームは、妊娠中の女性の高血圧と、のちの認知症の関係の調査結果を発表しました。調査対象は73歳を中心とした2239人の高齢女性で、**妊娠中に血圧が高かった女性は、のちに認知機能の低下のリスクがとくに高い**ことがわかりました。チームのミシェル・ミエルク氏は、

「妊娠中とその後の血圧管理が、高齢期の脳の健康に重要なことがわかった」

といっています。

2022年10月、**中国復旦《ふくたん》大学**の研究チームが「妊娠高血圧症候群（HPD《エイチピーディ》）」にかかった女性の子どもは、成人になるまでの死亡リスクが高いと発表しました。これは認知症とは無関係ですが、10%の妊婦がHPDにかかるとされ、胎盤《たいばん》の機能不全によって胎児にいくつかの異常がおきることがわかりました。

これまでHPDと胎児の研究はありませんでしたが、復旦大学のチームはデンマークの253万7421人のデータを活用し、新生児の41歳になるまでの死亡統計を分析しました。妊娠した女性は高血圧を軽く考えず、治療が必要なことを理解すべきです。

2023年1月、イギリスの**イーストアングリア大学**の研究チームは、「**ホルモン補充療法《ほじゅうりょうほう》**」**をする女性に認知機能の改善がみられる**ことを認めました。若いうちからホルモン補充療法をはじめた女性に、記憶に関係する海馬《かいば》の大きさが維持されていました。

ホルモン補充療法には、乳がんを発症《はっしょう》するリスクもあるとされるので、この方法の安全性の研究はこれからです。

2022年12月、中国の**杭州師範《こうしゅうしはん》大学**の研究チームは、イギリスのUKバイオバンクの50万人のビッグデータの研究で、**グルコサミンの摂取によりアルツハイマー型を主とする認知症の発症が10%低下し**たと発表しました。

2006年から2010年にかけて、49万5942人のうち9万4498人（19・0%）がグルコサミンを習慣的にとっていたが、それがアルツハイマー型の誘引となる2型糖病の発症を抑えていたのではないかといっています。

2023年4月、オーストラリアの**健康な老化を研究する国立センター**のクリス・モラン氏らは、アメリカの医療記録を参考にして、2型糖尿病患者の認知症のリスクをもっとも低くする血《けつ》糖管理《とうかんり》を研究しました。

その結果、HbA1c（ヘモグロビンA1c《エイワンシー》）の数値が6～8%と低ければ、認知症のリスクが低くなることがわかりました。HbA1cと2型糖尿病については「糖尿病」の項で説明します。

アルツハイマー型の記憶力を維持するには、**「脳深部刺激療法」**（DBS《ディビーエス》）の有効性が検討されてきました。この方法は脳の特定の箇所に電極を埋めこみ、パルス発生器につないで電気刺激をあたえる方法です。

2023年1月、アメリカの**プリガム&ウィメンズ病院**の研究チームは、DBSがパーキンソン病やてんかんとおなじく、脳弓《のうきゅう》という部分に損傷のある軽度アルツハイマー型に効果があったと発表しました。

この方法には効果がないという報告もあり、DBSの埋めこみにはリスクもあります。DBSはアルツハイマー型を根治《こんち》できませんが、チームは研究をつづけるでしょう。

2023年4月、フランスの**ソルボンヌ大学**のブリュノ・デュボワ氏と研究チームが、「アリセプト」や「レミニール」や「メマリー」の治療を最低で6か月間うけた軽度と中度のアルツハイマー型の患者に、「**マシチニブ**」を上乗せすると、**認知機能が明確に改善された**と発表しました。

これは「国際第Ⅲ相多施設《たしせつ》共同プラセボ対照二重盲検《にじゅうもうけん》ランダム化試験」の結果で、デュボワ氏は、「アルツハイマー型患者にたいする経口《けいこう》チロシンキナーゼ阻害薬《そがいやく》の有効性を示した、世界ではじめての第三Ⅲ相試験だ。安全性プロファイルも容認できるものだった」

といっています。この国際第Ⅲ相試験では、50歳以上の370人が登録され、両方の薬を24週間投与されました。

「マシチニブ」は異常タンパク質の蓄積による障害を改善し、がん細胞の増殖を抑え、炎症を緩和する神経保護作用をもつ薬剤で、ＡＳＬ《エーエスエル》（筋委縮性側索硬化症《きんいしゅくせいそくさくこうかしょう》）治療の第Ⅱ相試験も実施されており、この結果はさらに検証され、有効性の証明が期待されます。

ヨーロッパでは「マシチニブ」は２００８年から承認されており、アメリカのＦＤＡ《エフディエー》とカナダ保健省は２０２２年９月に承認しましたが、日本では未承認です。

アルツハイマー型の予防

アルツハイマー型の発症《はっしょう》と進行を速めるのは、**高血圧、２型糖尿病、肥満**であることが知られています。アルツハイマー型の発症と進行を抑えるには、この３つを抑止することに効果があると考えるのは当然です。

アルツハイマー型では発症の20年前から、原因のアミロイドβ《ベータ》が少しずつ脳にたまり、脳の働きを少しずつ劣化《れつか》させるとされてきました。大切なのは発症後の治療でなく、それ以前の予防です。

以上の３つの原因を抑えるには、治療のほかに食生活の改善が中心となり、野菜や魚やナッツ類からビタミンやタンパク質をとることや、宅配サービスの食事の利用で症状の改善が期待されます。重要なポイントは、**塩分をできるだけ抑える**ことです。

ポフェノールを多くとることも推奨されます。**コーヒー**、**緑茶**、**チョコレート**をとるのがいいのですが、甘いチョコレートを食べすぎると肥満が気になるかもしれません。

よくかんで食べることと口のなかの衛生状態をたもつことも大切で、**歯をみがくだけでも**予防効果があるとされます。

認知症患者の低栄養状態にも注意が欠かせません。寝ついている高齢者の顔色がよく、表情が生き生きしているので聞いてみると、さまざまな総合栄養食品をとっていることがわかって、効果の高さにびっくりすることがあります。

偏食や食欲の低下で栄養の偏りが心配されれば、総合栄養食品の「**明治メイバランス**」「**ヤクルト1000**」「**エビオス錠**」「**ラコール**」などの製品があり、価格も手ごろで味わいも多彩です。「**オルニュート**」は長く寝ついた患者の褥瘡《じょくそう》（床ずれ）の改善に効果があることが介護関係者に知られています。

これらの製品の使用にあたっては、患者のからだの状況を考えなければならないので、医療関係者や介護関係者に相談してみることも必要です。

◆2型糖尿病の薬と認知症

60歳以上の56万人の2型糖尿病の患者の糖尿病治療薬と、認知症の発症の関係を調べたアメリカの**アリゾナ大学ザッカーマン・カレッジ・オブ・パブリックヘルス**のチームの研究が注目されます。チームは2型糖尿病の薬と認知症の関係を調べました。

この研究では、経口《けいこう》の「**スルホニル尿素薬**」（SU）と「**チアゾリジン薬**」（TZD）と「**メトホルミン**」（MET）の3剤と、認知症のリスクが比較されました。SUには「**グリベンクラミド**」などがあり、TZDには「**ピオグリタゾン**」があります。

2022年11月の発表では、認知症の発症《はっしょう》リスクはMETにくらべてTZDでは22%低くなり、SUでは逆に12%高くなるとされました。

また認知症の発症率では、SU＋TZDの併用群がもっとも高く、METの単独群がもっとも低くなりました。さらにMETの単独群よりTZDの単独群のリスクが22%低くなり、アルツハイマー型では11%、脳血管性認知症《のうけっかんせいにんちしょう》では57%も低くなりました。

さらにSU単独群ではアルツハイマー型のリスクは12%高くなり、脳血管性認知症も14%高くなりました。SUは併用群でも認知症の発症リスクが高くなったので、この結果は今後の治療の参考になるでしょう。2型糖尿病の治療で認知症が抑えられるとすれば大きな収穫です。

●肥満と脳の萎縮の関係

これまで肥満が脳を委縮《いしゅく》させ、認知能力を低下させると報告されましたが、肥満とアルツハイマー型と脳の萎縮のパターンを比較した研究はありませんでした。

2022年11月、カナダの**マギル大学**の研究チームの1300人以上の患者の研究発表は、アルツハイマー型と肥満と脳の萎縮の関係を明らかにしました。**3つの要素に強い関係がある**ことが示されたのです。

脳の中枢神経系《ちゅうすうしんけいけい》のなかに、ニューロン（神経細胞）が集まっている「灰白質《かいはくしつ》」と呼ばれる部分があります。軽度アルツハイマー型の患者の年齢とBMI《ビーエムアイ》（体重と身長から肥満度をあらわす指数）を参考にして、脳の画像が検討されました。こまかいデータは省略しますが、研究者たちはつぎのようにいっています。

「灰白色の萎縮のパターンが、肥満度やアルツハイマー型と似ていることが確認された。肥満を危険因子として、**中年以上の肥満者に介入する重要さ**が示された」

2022年6月、**ドイツの神経変性疾患センター**の研究チームは、**とくに閉経後の女性で「灰白質《かいはくしつ》」の病変が進行し、**加齢につれて認知機能の低下や高血圧と、脳卒中やアルツハイマー型に結びつくことを明らかにしました。

解析の対象になったのは30～95歳の男女3410人で、1973人の女性のうち1167人が閉経後でした。研究者たちはつぎのようにいっています。

「閉経後の女性には、同年代の閉経前の女性や男性にくらべて灰白質の病変が多かった。この病変が脳卒中やアルツハイマーに結びつくメカニズムの研究はこれからである」

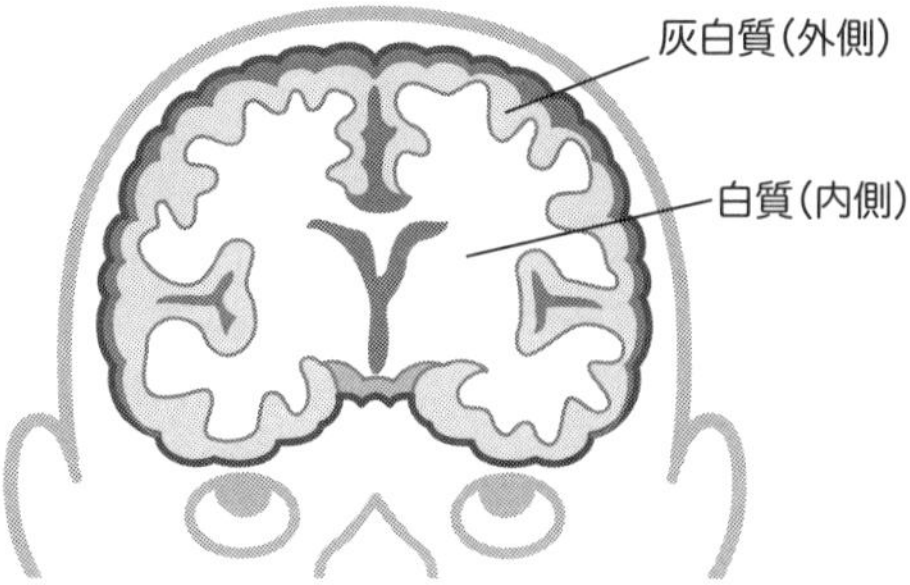

社会的なつながりの重要さ

2022年9月、**ボストン大学医学部**の研究チームは、**中年からつづく慢性的な孤独生活**が脳（海馬《かいば》、頭頂葉《とうちょうよう》、側頭葉《そくとうよう》）の萎縮《いしゅく》をひきおこし、認知機能の低下とアルツハイマー型の発症《はっしょう》に関係することを示しました。

この研究では孤独生活の期間を４つに分類し、頭部ＭＲＩによる検査を実施しました。対象となったのは45～50歳の２６０９人で、うち54％が女性でした。彼女たちのなかには孤独を感じる人たちが多く、抑《よく》うつ傾向があって**喫煙者**、**肥満**、**独身**、**無職**だったそうです。

研究チームは、**中年代の女性の慢性的な孤独**が脳の萎縮をひきおこし、記憶障害と行動力の衰えに結びつくと結論しました。研究者たちはつぎのようにいっています。

「この結果は加齢に関係する認知機能の低下と、アルツハイマー型の予防に役立つ可能性がある」

孤独な暮らしが脳の萎縮をひきおこし、脳卒中《のうそっちゅう》やアルツハイマーに結びつくから、人と社会のつながりがいかに大切かがわかります。これまでも家族以外の人たちとの会話やつながりが、健康な精神生活や認知症の予防に有用なことが説明されてきました。

地域の人たちとの交流、町内のイベントや趣味の会への参加が脳の活性化に大きな役割をします。「地域包括支援センター」や役所の公報などでも、高齢者向けの地域のイベントはたえず紹介されています。

近所の人たちとのゲームやマージャンなどが、認知機能の低下を防ぐことはわかっていました。

手を動かしたり、細かい作業をしたりすると頭の回転が刺激され、認知機能の低下を防ぎます。近所の人たちと立ち話をするだけでも精神的にプラスになります。

●定期的な運動も決め手

脳の血行をよくして気分をリフレッシュさせるために、定期的な運動も強く推奨されます。推奨されるのは**1週間に合計して3時間の散歩**で、これより時間が多すぎても意味がなく、かえって害になるといわれます。

しかし認知症の人に散歩をつづけさせるのはなかなか困難です。とくに寒い季節はむずかしいでしょう。そこで筆者は多くの人に「**3D振動器**《さんディしんどうき》」を勧めてきました。これに立ったまま乗り、揺すられていると足腰が強くなり、痛みがとれるばかりか肩こりまで解消されます。

1日に15分ずつ2回使えば、週に3時間になり、これによって、なにかにつかまらなければ歩けなかった人たちや、歩行不全の人たちが自力で遠くまで歩けるようになったと喜んでいます。

ネットでみると、**1万円前後の機器**がたくさん並んでいるので、好みのタイプの保証期間の長い製品を選べばいいでしょう。使用する人たちは効果を実感できるので、TVをみながらでも気分よくつづけているようです。

一般に車イスの人はケガをするリスクは少ないが、生存期間が短くなる傾向があるとされます。車イスの人に運動をさせるのは、さらにむずかしいでしょうが、ここでも3D振動器を活用することができます。椅子にすわったまま3D振動器を使用すれば、しだいに足腰が強くなり、なかには自力で立てるようになる人もいます。

情報ネットでも、さまざまな運動の仕方が解説されているので、つづけられそうな方法を選んでください。いちばん大切なのは、つづけることです。

●喫煙と昼寝が認知症進行のリスク要因

これまで「禁煙」が認知症の抑止に効果があるとされました。2023年2月、韓国の**ソウル国立医科大学**の研究チームが、タバコの害が認知症におよぼす研究を発表しました。40歳以上の78万9532人を、6・3年間追跡する調査がされました。

その結果、喫煙者のアルツハイマー型発症は8800人、脳血管性《のうけっかんせい》が1889人でした。研究チームはタバコの本数を半分にしても効果がなく、**禁煙が重要**だといっています。

日本では昔から高齢者が長時間の昼寝をすると、もうろくするといわれていました。2022年3月、アメリカの**プリガム&ウィメンズ病院**の研究チームは、高齢者の長時間の昼寝や高頻度の昼寝が、アルツハイマー型と関係するという調査結果を発表しました。日本の古い言い伝えが実証された感じです。

研究チームはシカゴのラッシュ大学の「**記憶加齢プロジェクト**」（MAP）の参加者を長期間追跡し、昼寝とアルツハイマーの関係を調査しました。アルツハイマー型の患者が長い昼寝をすることは知られていましたが、どんな関係があるかわかりませんでした。

1401人の患者（登録時の平均年齢は81・4歳で、女性が76・6%）が14年間追跡され、1日の平均睡眠時間は約7・8時間、昼間の平均睡眠時間は1時間強でした。

1日の昼寝時間が1時間以内の人にたいして、1時間以上の人のアルツハイマー発症《はつしょう》リスクが1・4倍になり、時間がのびるごとにリスクは23%も高くなりました。これは1・9歳の加齢に相当したそうです。

嗅覚障害と聴覚障害が危険因子

高齢になると、耳が聞こえにくくなったり、においがしなくなったりする人たちが少なくありません。この2つの障害がアルツハイマーをはじめとする認知症の発症に関係することが明らかになりました。両方の障害を軽く考えることはできません。

2022年8月、**シカゴ大学**の研究チームは嗅覚《きゅうかく》の急速な低下が、軽度認知障害《けいどにんちしょうがい》（MCI）やアルツハイマー型の発症に関係すると発表しました。それまでも嗅覚は脳の「古い皮質」の萎縮《いしゅく》と関係するとされていました。

対象になったのは認知機能が正常な515人（平均年齢76・6歳、女性は78％）で、12種類のにおいをかぎわける嗅覚検査を年に3回うけ、年に1度の認知機能の検査をうけました。

その結果、嗅覚の急速な低下が、とくに76歳以下の年齢で軽度認知障害《けいどにんちしょうがい》とアルツハイマー型の発症に結びつくことがわかりました。わりと若い年齢で嗅覚障害がおきると、認知症に関係するかもしれません。

2023年1月、アメリカの**ジョンズ・ホプキンス大学**のブルムバーグスクール・パブリックヘルスの研究チームは、聴覚《ちょうかく》障害のない高齢者にくらべて、**中度以上の聴覚障害がある高齢者に認知症のリスクが高い**ことと、**補聴器の使用でリスクが低くなる**ことを発表しました。

これまでも耳が聞こえなくなると認知症だけでなく、健康をそこなうリスクがあると指摘されてきましたが、聴覚障害を軽視することはできません。

チームは2011年、地域に住む65歳以上のメディケア（アメリカの65歳以上を対象とする公的保険制度）の受給者2413人を調査の対象にしました。80歳以上が1285人で、女性が1347人でした。

10年間に認知症になったのは2413人のうち332人で、聴覚障害のレベルでみると正常な人の発症率《はつしょうりつ》は6・19％、軽度の障害者では8・93％、中度と重度では16・52％でした。**聴覚障害度の重さで認知症のリスクが高くなる**ことがわかります。

ところが補聴器の使用者では認知症のリスクが32％も低くなりました。チームは、

「補聴器の使用で認知症にかかる率が低くなることが示された。保険で手ごろな価格の補聴器を提供する制度を考えたい」

といっています。**耳の不自由さをがまんしない**ことが大切です。

２０２３年5月、評価の高い世界5大医学雑誌の1つとされる「**ランセット**」が、難聴者の補聴器の使用と認知症リスクの関連を調べた結果を発表しました。これはイギリスの22のセンターで40~69歳の43万７７０４人（女性53・7％）を対象とした調査でした。

その結果、**補聴器を使用しない難聴者《なんちょうしゃ》では認知症のリスクが42％高く**なり、補聴器の使用者では高くならないことが示されました。補聴器の使用で社会的孤立、孤独感、抑うつ気分が軽くなることもわかりました。

それまでも補聴器の使用で認知症を最大で8％予防できるという仮説がありましたが、効果がはるかに高いことが証明されたのです。

●アルツハイマー型患者の在宅介護

２０１０年、**国際医療福祉大学**医学部教授の池田俊哉氏が、アルツハイマー型認知症の患者を在宅で介護したときの時間と費用を計算しました。それによると、介護に必要とされる時間は1週間に16・6時間、1日あたり2・4時間でした。

これを認知症患者1人あたりの経費で計算すると、**1年間で３５０万円**かかることになりました。

現在、家族で看護する人たちの人数は全国で259万人とされ、このうち仕事をもって働きながら介護する人たちは、20歳から69歳で193万人とされました。厚労省の2020年の「雇用動向調査」では、介護のために退職した人が7万人とされました。

政府は2019年の「認知症施策推進大綱《にんちしようしさくすいしんたいこう》」で「70代の発症を10年間で1歳遅らすことと、アルツハイマー患者を在宅で介護できることを目ざす」と発表しました。

家族のほうも仕事までやめずに適切な介護サービスの利用を考えないと、介護がいつまでつづくかわからないので先行きが暗くなるばかりです。「地域連携支援センター」をはじめとする施設に相談して、助けてもらうことを考えるのが重要です。

03

脳血管性認知症の対応法

●脳血管性認知症を防ぐ確実な方法

認知症の20％近くを占める「**脳血管性認知症**《のうけっかんせいにんちしょう》」は、**脳におこる事故を原因**とします。脳の事故がおきなければ脳血管性認知症にはなりません。この認知症がおきると、いまのところ治療方法はありません。脳の事故がおきないようにするのが、もっとも確実な予防法になります。

予防法は「**血圧をさげる**」こと以外にありません。そのためには**塩分の摂取を抑える**という、じつに単純な方法がいちばん適切です。さらに**できるだけ水分をとること**で、1日に2リットルの摂取《せっしゅ》が勧められますが、慣れれば苦痛になりません。

高血圧には自覚症状がないので、ついつい見逃されてしまい、それが脳の事故に結びつきます。家庭用の血圧計を手許においいて、血圧を朝晩はかるのがベストです。血圧が高ければ、だれでも用心するか医師に相談するでしょう。

一般には血圧が130をこえたら危険信号だと思うことです。そこで用心すれば、脳血管性認知症を避けることができるでしょう。逆にそれを軽く考えると、苦しい暮らしを送ることになるかもしれません。

●脳血管性認知症の原因

脳血管性認知症の原因は脳の血管の病変です。脳の血管がつまる「**脳梗塞**《のうこうそく》」、脳の血管の一部が破れる「**脳出血**《のうしゅっけつ》」か「**くも膜下出血**《まくかしゅっけつ》」などが原因になります。こうした事故は高齢者だけでなく、若い人たちにもおこることがあります。

脳のこまかい血管は脳に酸素や養分をはこんでいます。これが病変をおこしたり打撃をうけたりすると、脳の細胞に酸素や養分が送れなくなり、傷をうけた箇所より先の脳細胞が死滅します。それによっておこる障害は、事故がおきた箇所によってちがいます。

脳血管性認知症は**男性に多く、女性の2倍近く**を占めます。進行速度はゆるやかですが、脳血管の事故をくり返すと、そのたびに悪化します。発症したあとの平均生存期間はほかの認知症より短く、**男性で5・1年、女性で6・7年**とされます。

いまでは血圧の調整と、早く適切な治療ができるようになったので、脳の事故の件数が減少する傾向にあります。この認知症が血圧の調整で防げるのですから、血圧を軽く考えることはできません。

●脳血管性認知症の症状

脳血管性認知症《のうけつかんせいにんちしょう》では病変がおきた箇所で症状の出方がちがいますが、基本的にはほかの認知症に似ています。いろいろな症状を併発《へいはつ》するのがこの認知症の特徴です。

「**記憶障害**」では、いましたばかりのことも忘れます。食べたばかりの食事を忘れるのは珍しくありません。

「**見当識障害**《けんとうしきしょうがい》」では、自分のいる場所や、家族や知りあいの顔もわからなくなります。自分の名まえも年齢もわからず、日時や時間の見当もつきません。飲み物のはいったグラスも、なにに使うのかわからなくなることがあります。

「**実行機能障害**《じっこうきのうしょうがい》」では、計画的なことや行動の段取りができません。シャツを着られなくなったり、ズボンをぬげなくなったりもします。耳に異常がないのに会話が成立せず、読んだり書いたりも困難です。これまでできていたことができなくなります。

感情の変化がはげしくなり、抑えが効かなくなって、とつぜん泣いたり、おこったりすることがあります。表情がなくなり家族をとまどわせます。障害がおきたことを患者本人が自覚していて、腹立たしい気持ちでいることもあります。

脳血管性認知症の大きな特徴は、脳の損傷《そんしょう》のない箇所の働きが正常なことです。ほかのことがわからなくても、専門的な知識が維持されていることがあります。症状には時間差があり、朝と夕方と夜で反応が異なります。これは「**まだら認知症**」といわれますが、なかにはアルツハイマー型とまざった「**混合型認知症**」もあります。

運動能力を失う「**運動麻痺**」、知覚能力がなくなる「**知覚麻痺**」、ことばがわからなくなったり、自由に使えなくなったりする「**言語障害**」がおこることもあります。

●脳血管性認知症の進行

脳血管性認知症《のうけつかんせいにんちしょう》は段階をたどって進行するとはかぎりません。脳の細い血管が少しずつ詰まるばあいは、それにあわせてゆるやかに進行します。

脳血管の事故が再発すると症状がすすんでもの忘れがひどくなり、できることとできないことの差が大きくなります。再発を防ぐには**高血圧や糖尿病の治療**と、**ライフスタイルの改善**が重要です。この認知症ではライフスタイルの改善が大きな役割をします。

●脳血管性認知症の診断と治療

脳血管の事故がおきると、すぐにわかりますから、**CT**や**MRI**を使って脳のどこに異変がおきたかを調べます。脳血管を調べる**MRアンジオグラフィ**や**脳血管造影**《ぞうえい》をし、**脳血流シンチグラフィ**で血流を調べます。

このときの検査で、脳のさまざまな箇所に大小の梗塞《こうそく》が発見されることがあります。前頭葉《ぜんとうよう》、側頭葉《そくとうよう》、後頭葉《こうとうよう》、海馬《かいば》のような認知機能で重要な役割をする分野で梗塞が見つかることが多く、そこでおきた障害によって脳血管性認知症と診断されます。

「くも膜下出血《まくかしゅっけつ》」のときは、すぐに手術が計画されますが、それ以外の症例では、脳血管障害の治療がおこなわれます。

アルツハイマー型認知症

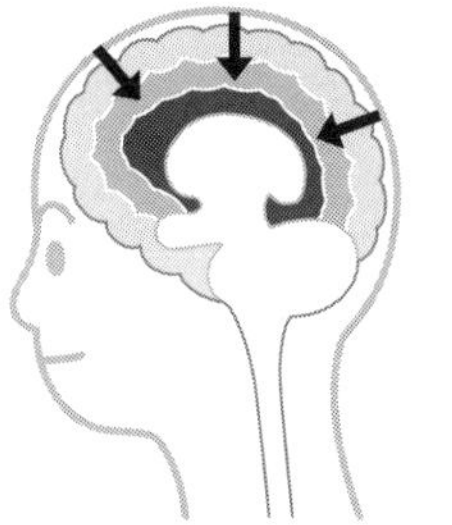

脳血管性認知症

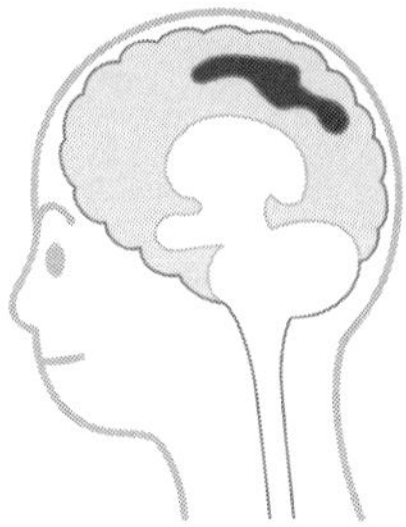

レビー小体型認知症

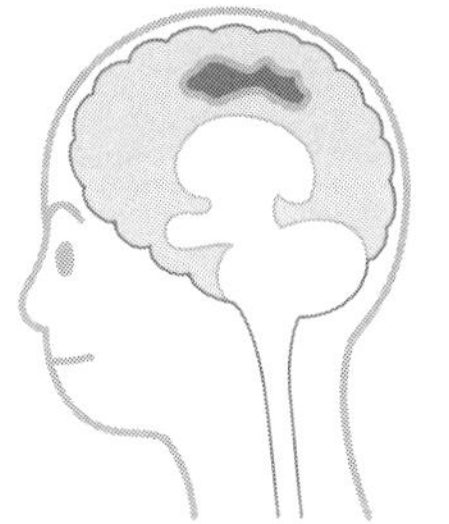

症状のはじめに本人が無気力になったり、抑うつ状態になったりすれば、抗うつ剤が処方されます。抗うつ剤には強さなどで、いろいろな種類があります。

「脳梗塞《のうこうそく》」のときは、血液サラサラの薬が使われますが、これには「**抗凝固薬**《こうぎょうこやく》」と「**抗血小板薬**《こうけつしょうばんやく》」があり、さらに注射剤と経口剤《けいこうざい》があるので医師は使いわけます。再発を抑えるためには高血圧の薬が処方されます。

脳梗塞のあとには、めまいや意欲の低下がみられるので、脳に酸素や養分を送りやすくする「脳循環改善薬《のうじゅんかんかいぜんやく》」が使われます。薬の名はいちいちあげませんが、食欲不振、腹痛、吐き気、下痢、頭痛、発熱、だるさなどの副作用があります。

脳血管性認知症にもアルツハイマー型とおなじ薬が使われます。「**アリセプト**」「**レミニール**」「**メマリー**」などで、これらについてはアルツハイマーの項を読んでください。

●介護人の心得とリハビリの大切さ

脳血管性認知症では進行状態に細心の注意をはらうために、**定期的な検診**が欠かせません。家のなかにいろいろな福祉機器を設置して、転倒による骨折やけがを防ぐことも必要です。ここでは役所や専門施設に相談しましょう。

この症例では**リハビリが決定的に重要**になります。リハビリ施設や訪問リハビリの利用も有効ですが、日常生活でのとりくみが必要です。からだの機能維持と改善をはかるリハビリや「言語リハビリ」が必要になり、食物がのみこみにくければ「嚥下《えんげ》リハビリ」を考えないと危険です。

リハビリは脳の働きを活発にし、症状の進行をゆるやかにします。介護施設のショートステイなども計画し、家族の負担を少しでも軽くすることも大切です。

患者の反応も動作も一変します。信じられない事態がおきても、とがめたり責めたりすべきではありません。本人が委縮《いしゅく》して症状がますます悪くなります。家族のやさしい思いやりが、どんな治療よりも重要でしょう。あまりべたべたしないで、適切な距離をとることも必要です。

04

レビー小体型認知症、若年性認知症、家族性アルツハイマー

レビー小体型認知症の原因と症状

レビー小体型認知症《しょうたいがたにんちしょう》は、理由はわかりませんが**変性したレビー小体というタンパク質**が「大脳《だいのう》皮質《ひしつ》」にたまることでおこります。大脳皮質とは大脳の表面に広がる神経細胞の薄い層のことで、レビー小体型は**認知症全体の約20%**を占め、**女性より男性に多い**傾向があります。

レビー小体が原因となる病気には**パーキンソン症候群《しょうこうぐん》**があり、両方の併発《へいはつ》もみられます。レビー小体型は高齢者に多いのですが、若いうちにかかったパーキンソン症候群が、レビー小体型にかわることもあります。

レビー小体型の代表的な症状は「**パーキンソン症状**」と「**幻視《げんし》**」です。パーキンソン症状とは手足がふるえたり、筋肉がこわばったりすることで、動きがにぶったり、歩きだすととまらなく

なって、なにかにぶつかったり転んだりします。

「幻視」は現実にないものがみえることで、たいてい虫やヘビがみえるようです。こんなときには、

「そんなものは、どこにもいませんよ」

と否定するのでなく、本人にあわせて、

「あら、困ったわね。しばらくするといなくなるから、様子をみましょうよ」

というふうに安心させることが必要です。家のなかに、知らない人がいるということもあります。

このほか**「レム睡眠障害《すいみんしょうがい》」**と**「自律神経症状《じりつしんけいしょうじょう》」**があり、前者は睡眠中に急に大声をだして暴れる症状で、後者では「立ちくらみ」や「汗を流す」など、からだを自然にコントロールする自律神経の混乱があらわれます。

睡眠には、深く眠る「ノンレム睡眠」と眠りの浅い「レム睡眠」があり、1晩に7～8回交替しておこるといわれます。「レム睡眠障害」は浅い眠りのときにおこり、しばらく様子を見まもっていると、やがて落ちつくでしょう。

レビー小体型が進行すると症状の波が大きくなり、安静なときと変動のときをくり返しながら

悪化します。

●レビー小体型認知症の診断と治療

レビー小体型では脳の萎縮《いしゅく》の幅が小さいので、CTやMRIによる画像診断がほとんどできません。

そこで問診や画面を使って、**認知機能**、**記憶障害**、**行動障害の検査**がおこなわれます。このとき、家族の日常生活での観察の証言が大きな役割をします。

自律神経の働きの測定のために、「**MIBG心筋シンチグラフィ**」という機器を使う検査をすることもあります。

治療薬では、パーキンソン症状を抑える「**L-ドパ**」や「**ドパミンアゴニスト**」などが使われますが、レビー小体型では薬に過敏に反応するリスクがあるので、使用量の調整が必要です。アルツハイマー型とおなじ薬も使いますので、本書のアルツハイマー型の説明を読んでください。

レビー小体型では、**リハビリがとくに重要**です。リハビリはからだを動かす「**運動療法**」と手を動かす「**作業療法**」が中心で、専門的なリハビリ施設に依頼するしかないかもしれません。家庭では手芸、ゲーム、料理のようなリハビリが効果的です。

レビー小体型では、転倒《てんとう》と誤嚥《ごえん》による「誤嚥性肺炎」が心配されます。**レビー小体型はほかの認知症にくらべて進行が速く**、発症《はっしょう》のあとの生存期間は5〜7年といわれます。突然死のケースはなく、衰弱が原因となることが多いようです。

●若年性認知症と家族性アルツハイマー

「**若年性認知症**《じゃくねんせいにんちしょう》」というのは、**65歳以下で発症《はっしょう》する認知症**のことです。平均年齢は51歳とされ、アルツハイマー型と脳血管性認知症が60%を占めますが、事故による脳の損傷《そんしょう》や、大量のアルコール摂取《せっしゅ》によっておこることもあります。

症状が「**もの忘れ**」「**気力の消失**」「**感情の変化のはげしさ**」であることから、うつ病や更年期障害と間違えられて診断が遅れることがありますが、症状が急にひどくなることが特徴です。アルコール性のときは、アルコールを控えれば改善されることもあります。

65歳以下の認知症の10%が家族性、**つまり遺伝性**です。原因となる4種の遺伝子変異が発見されていますが、いずれも「アミロイドβ《ベータ》タンパク質」に関係することがわかっています。

若年性では家族のサポートがもっとも中心になるので、ほかの認知症の説明を参考にしてください。バランスのとれた食事と、適度な運動に効果があるとされます。

「**家族性アルツハイマー**」は遺伝子があっても発症《はっしょう》しないことがありますが、原因となる遺伝子のある人はない人にくらべて、20倍以上発症しやすいといわれます。現在の日本には約１００人の発症者がいるとされ、20〜30代でも発症しますが、40〜60代が多いようです。

両親のどちらかがアルツハイマーなら高い確率で発症し、ふつうのアルツハイマーにくらべて進行が速いとされます。

これは「**記憶障害**」や「**学習障害**」と「**感情の起伏**」などが特徴で、進行すると急におこりだす「**せん妄**」や、夜中の「**徘徊**《はいかい》」がみられるようになり、「**歩行障害**」もおきて、通常の生活がむずかしくなります。

治療法は確立されていませんが、アルツハイマー型の薬で発症を遅らすことができます。**京都大学**と**三重大学**のｉＰＳ細胞を使った治療薬候補に進行を遅らす効果があるとされ、**京大ｉＰＳ**

細胞研究所のチームが開発した「**プリモクリプチン**」というパーキンソン病の治療薬候補が、家族性にも効果がありました。今後の展開が大きく期待されます。

05

認知症患者を穏やかにする「タクティルケア」

「タクティルケア」のはじまり

認知症患者をなぐさめ、症状の進行を少しでも抑えようとする方法に「**タクティルケア**」をとりいれる施設がふえてきました。日本でも1970年代から関心をもたれてきたこの治療法は、スウェーデンではじまりました。

タクティルケアは1960年代に、未熟児《みじゅくじ》の介護にかかわっていたスウェーデンの看護師の発見に由来《ゆらい》するといわれます。彼女は未熟児のからだにソフトにふれていると呼吸や体温が安定し、体重がふえることに気づきました。乳幼児に心理的な安心感をあたえた結果だったのでしょう。

この結果を重視した人たちは「タクティル療法」と名づけました。「タクティル」とはラテン語で「接触」を意味する「tactilis」（タクティリス）からでています。

タクティル療法は患者のからだに、やさしく手をふれるだけの治療法で、がん患者のような強い痛みを訴える人たちの対処法として開発されました。患者の背中を手のひらでやさしくなでていると、痛みが薄らぐことがわかったのです。

患者の背中に直接でも下着の上からでも手のひらをあて、**10分間なでつづけます**。すると患者の脳から「**オキシトシン**」という「幸福ホルモン」とか「いやしホルモン」とも呼ばれるホルモンが分泌《ぶんぴつ》されます。オキシトシンは乳幼児に授乳する母親にも分泌されることが知られています。

オキシトシンは同時に脳に痛みを伝える「脊髄後角《せきずいこうかく》」という関門（ゲート）を閉じて痛みをブロックし、痛みを感じないようにします。人と人の接触がいかに大きな意味をもつかがわかります。

●認知症の治療の現場にも適用

タクティルケアの技法には、２つのコツがあります。（１）**患者の背中から手のひらを離さないでなでつづけること**、（２）**手のひらに力をいれないこと**の２つです。

もちろん、こんなかんたんな療法でも、プロになろうとすれば訓練が必要です。しかし患者を思いやり、少しでも苦しみを取り除きたいという気持ちさえあれば、だれにでもできる方法にすぎません。
タクティルケアはこうして痛みに苦しむ末期《まつき》がんの患者を相手に、患者の家族に実施されるようになりました。不思議なことにタクティル療法は、なでている家族にもオキシトシンを分泌《ぶんぴつ》させ、気持ちを穏やかにする効果をもっていました。

認知症患者にも適用されるようになったタクティルケアは、患者の背中だけでなく、手にも接触範囲を広げています。方法は患者の手を両手で包み、やさしくなでつづけることです。このときも（1）**10分間手を離さない**、（2）**力をいれない**、というルールをまもります。

患者が暴れていても、しばらくすると落ちつくのがわかるでしょう。ここでもタクティルケアを実施する側にも**オキシトシンが分泌**されますから、両方ともにおだやかな気持ちになることができます。

ここでは人と人の身体的接触が人間本来のものであり、どれほど大切かがわかります。人と人が身体的に接触し、ことばを使わなくても認知症患者に思いやりを伝えることができるとは、ほんとうに人間らしいすばらしいことではないでしょうか。

第二章

糖尿病の予防法と治療法

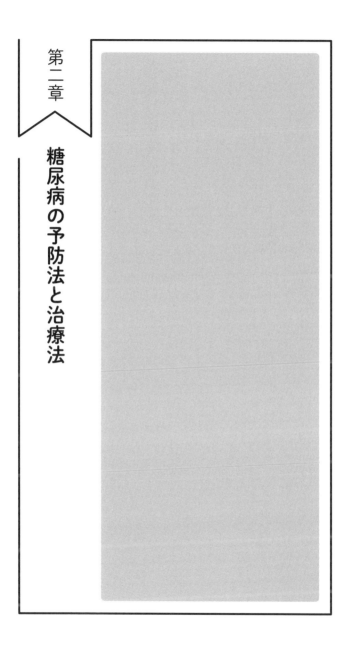

01 どうして糖尿病になるのか

糖尿病はどのような病気か

「糖尿病」とは**血液のなかの「ブドウ糖《とう》（グルコース）」の濃度（血糖値《けっとうち》）が高くなって微細な血管を傷つけ**、神経、目、腎臓、心臓などに障害をおこす病気です。それだけでなく、さまざまな病気の原因となり、健康を害する諸悪の根源です。

人類は古くから糖尿病につきまとわれてきたらしく、いまから5000年もまえのインドの仏典《ぶつてん》に、

「このような症状の人の尿《にょう》を庭にまくとアリが集まる」

と書かれているそうで、これは糖尿病患者のことを指しているといわれます。

われわれが食べ物をとりいれると「**ブドウ糖**」にかわり、からだを動かすエネルギー源になります。ブドウ糖はエネルギー源としてなにより重要です。血液中には、ほかの糖類もふくまれますが量が少なく、生理的に問題にするほどではありません。

ブドウ糖の血中濃度は「血糖値」と呼ばれ、過剰《かじょう》な血糖値をさげるのは「**インスリン**」いうホルモンです。反対に血糖値をあげるのは「グルカゴン」「アドレナリン」「コルチゾール」などのホルモン類です。血糖値はこれらのホルモンで調整されています。

われわれが食事をすると血糖値があがりますが、**膵臓《すいぞう》が分泌《ぶんぴつ》するインスリンが高くなりすぎた血糖値を低くします**。糖尿病はインスリンの分泌量が不足するか（**インスリン分泌低下**）、「インスリンの働きが悪くなった（**インスリン抵抗性**）ときにおこります。

糖尿病の原因は、血糖値を調整する「インスリン」と「グルカゴン」のバランスがくずれることで、そのいちばんの原因は「**食べすぎ**」と「**運動不足**」とされます。

2020年の厚労省の報告書では、20歳以上の日本人で糖尿病の診断か治療をうけている人は1196万人、糖尿病の疑いのある人は1055万人、あわせて**2251万人**とされました。

日本人に糖尿病がふえた理由

日本人はもともと糖尿病にかかりにくいといわれてきました。それがどうして総人口の20％近い人たちが、糖尿病か糖尿病の疑いをもたれるようになったのでしょうか。

日本人は歴史的に長いあいだ、魚と野菜を中心とする食生活をしてきました。それが１９４５年に第二次大戦がおわったあと食生活の欧米化がすすみ、**脂肪分**《しぼうぶん》や**糖質**《とうしつ》の多い食事をするようになりました。

かつての日本人は多くのインスリン分泌《ぶんぴ》を必要としない体質だったと思われます。それにたいして肉食を中心としてきた欧米人は、多くのインスリン分泌を必要とする体質をもってきました。

少しまえのデータでは、日本人のインスリン分泌能力はヨーロッパ人（北欧人）の２分の１以下とされました。現在の欧米人の糖尿病患者のＢＭＩ《ビーエムアイ》は平均して30なのに、日本人の患者は23とされます。

「ＢＭＩ」とは「**体格指数**」で、体重（kg）÷身長（㎡）で算出され、**身長を二乗した数値で体重を割った数値**です。日本ではＢＭＩが18・5〜25であれば正常体重とされ、この数値をこえると肥満《ひまん》とされます。**日本肥満学会は22を適正体重**としています。

糖尿病の患者がふえたのは、肥満で運動不足の人がふえたことによると考えられます。からだに蓄積される「**体内脂肪**《たいないしぼう》」には「**皮下脂肪**《ひかしぼう》」と「**内臓脂肪**《ないぞうしぼう》」があり、皮下脂肪はからだのクッションの役をしますが、内臓脂肪がたまると糖尿病をはじめとする生活習慣病のリスクを高めます。

世界の糖尿病患者の人数では、(1位)中国(1億1660万人)、(2位)インド(7700万人)、(3位)アメリカ(3100万人)、(4位)パキスタン(1940万人)、(5位)ブラジル(1680万人)となっています。

中国とインドは総人口が多いからでしょうが、パキスタンとブラジルは経済発展につれて食生活の欧米化が進行しているせいだといわれます。

アメリカが多いのは車社会で運動不足になるせいもありますが、食生活の中心がファストフードや、栄養バランスに欠けた既成食品のジャンクフードにあるせいだといわれます。2030年には人口の半分近くが糖尿病になるのではと憂慮《ゆうりょ》されています。

肥満の男性と閉経後の女性が糖尿病になりやすい

人が呼吸と体温を維持して、からだの働きをたもつためには「**基礎代謝**《きそたいしゃ》」という最低限のエネルギーを必要とします。基礎代謝に必要とするエネルギー量は、からだが必要とするエネルギーの総量の60％を占めるとされます。人が生きるために、いかに多くのエネルギーを必要とするかがわかります。

基礎代謝に必要なエネルギーの量は、10代をピークにして少しずつ低下します。15〜17歳（体重59・7kg）で必要とされる基礎代謝は1610キロカロリーですが、50〜64歳（体重68・0kg）では1480キロカロリーと130キロカロリーも少なくなります。

それなのに、からだを動かさずに食べつづければ「おなかポッコリ」となり、ズボンやベルトが窮屈《きゅうくつ》になります。適度の内臓脂肪《ないぞうしぼう》ならインスリンの働きをよくする「**アディポネクチン**」ホルモンをだしますが、余分な内臓脂肪がつくとアディポネクチンがへり、インスリンの働きを悪くする悪玉ホルモンが分泌されます。

ところが女性ではあまったエネルギーは内臓脂肪でなく皮下脂肪《ひかしぼう》になります。だから女性のからだはぽっちゃりしているのであって、ここには女性ホルモンの「**エストロゲン**」が作用しています。つまり女性は少々食べすぎても、あまり問題になりません。

しかし閉経後《へいけいご》には卵巣《らんそう》が働かなくなるので、エストロゲンがでなくなり、余分なエネルギーは内臓脂肪にたまります。**閉経後の女性の肥満は乳がんなどと同時に糖尿病のリスク要因**になります。

●食べすぎが糖尿病の原因になる理由

われわれが食べすぎると血糖値《けつとうち》があがり、その分だけインスリンが必要になるので、膵臓《すいぞう》は急いでインスリンを分泌します。そんな状態がつづくと**膵臓は疲れぎみになり、インスリンの産出量が不足**しだします。

そのいっぽう、エネルギーは運動で消費されないので余りぎみになり、おなじくインスリンの働きで余分なエネルギーは脂肪細胞《しぼうさいぼう》（脂肪をたくわえる細胞）に蓄積されます。すると脂肪細胞はさらにインスリンを働きにくくする物質を分泌します。

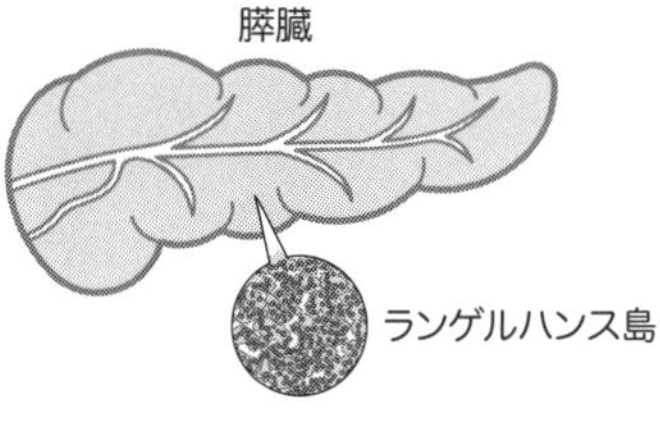

膵臓は胃のうしろにある長さ15センチの細長い器官です。膵臓には血糖

値をあげるグルコガンをだす「α《アルファ》細胞」と、血糖値をさげるインスリンをだす「β《ベータ》細胞」があり、α細胞が20%を占め、β細胞は60~75%を占めます。

両方の細胞は膵臓のなかで、海に浮かぶ島のようにちらばっているので「**ランゲルハンス島《とう》**」と呼ばれます。これは19世紀後半に、これらの細胞群を発見したドイツの医師ラゲッス・ランゲルハンスの名にちなんでいます。

なお「**インスリン**」という呼び名は、ラテン語の「島」を意味する「insula（インスラ）」からでていて、インスリンとは「**島から分泌されるもの**」という意味です。

ランゲルハンス島のβ細胞とα細胞にグルコース（ブドウ糖）が流れこむと、インスリンとグルコガンの分泌がはじまります。

●糖尿病の基準になる血糖値と検査方法

「**血糖値**」というのは、「**1デシリットルの血液中にふくまれるブドウ糖の量**」を意味します。

それを測定する方法はいくつかありますが、方法と測定時の身体条件などで結果がかわりますので、いちど測ればいいとはなりません。

血糖値の参考規準

空腹時血糖検査	
正常値	100mg/dl 以下
正常高値	100 ～110 mg/dl 以下
境界値	110 以上～125mg/dl 以下
糖尿病	126mg/dl 以上
75gOGTT	
正常値	110 ～100mg/dl 以下　2時間後 140mg/dl 以下
糖尿病	126mg/dl 以上　2時間後 200mg/dl 以上

HbA1cの数値の判断基準（%）

ベスト	まあまあ	不十分	よくない	だめ
5.8 以下	5.8 ～ 6.5	6.5 ～ 7.0	7.0 ～ 8.0	8.0 以上

俗に糖尿病の診断の「3大検査方法」とされる方法には、「**空腹時《くうふくじ》血糖《けっとう》検査《けんさ》**」と「**随時《ずいじ》血糖《けっとう》検査《けんさ》**」と「**75gOGTT《オージーティティ》**」（75g経口《けいこう》糖《とう》負《ふ》荷《か》検査《けんさ》）があります。

（1）の「空腹時血糖検査」は一般的な健康診断のときの方法で、朝食をとらない空腹状態で採血をうけ、血糖値を測る検査です。（2）の「随時血糖検査」は好きなときに採血してもらう検査で、これは自宅でも測定できます。（3）の「75gOGTT」は朝まで10時間以上絶食したあと、75グラムのブドウ糖を溶かした水を飲み、30分~2時間後に採血して血糖値を測る検査で、食後の血糖値のあがり方を調べます。

これらの検査の結果の判定基準を図にまとめると、上のようになります。血糖値が正常以下であることが望ましく、境界値《きょうかいち》とは糖尿病でもどちらでもない状態です。

ＨｂＡ１ｃ検査

いまは結果がすぐにわかる、過去1～2か月間の血糖値を測れる「ＨｂＡ１ｃ（ヘモグロビンエーワンシー）」という検査が中心です。ＨｂＡ１ｃとは「糖化《とうか》したヘモグロビン」のことで、ヘモグロビンとは赤血球にふくまれ、全身に酸素をはこぶタンパク質です。

ＨｂＡ１ｃと血糖値は、どこまでさげればいいのでしょうか。それを示すと前ページの表ようになります。この数字は治療のすべてに関係します。

ＨｂＡ１ｃの数値の判断基準

ＨｂＡ１ｃの検査には「自費検査」と「郵送検査」があります。「自費検査」では病院やクリニックの看護師などが採血して検査にまわします。予約が必要で、結果がわかるまでに翌日から2週間程度かかり、３０００～５０００円程度の費用がかかりますが、医師の診断があり、役にたつ情報が手にはいります。

「郵送検査」では、検査キットをインターネットで購入して自分で採血し、検査機関に送ります。費用は2000円程度ですみますが、医師の診断はありません。結果は翌日から10日間程度でわかり、PCかスマホなどで確認できます。ネットなどで指先から採血するキットがたくさん紹介されています。

HbA1cの検査では、**数値が6・5～7・0%以上になったら注意が必要**です。6・5%以上の数値がでたら医師の診察をうけ、さらに検査をうける必要があります。それにHbA1c検査には変動があるので、期間をおいた再検査が必要です。年に1度の検査をうけるようなペースでは、糖尿病を見のがすリスクがあります。

1型糖尿病と2型糖尿病

多くの人の知るように、糖尿病には1型と2型があります。1型糖尿病にくらべて2型糖尿病が圧倒的に多く、日本人の患者の約90%を2型が占めます。糖尿病というと、ふつうは2型の患者を指すほどです。

1型には遺伝的要素《いでんてきようそ》があり、両親が1型だと子どもの4～10人に1人が糖尿病になるとされます。しかし遺伝因子《いでんいんし》があっても糖尿病になるとはかぎりません。白人には1型が多いのですが、子どもに糖尿病が多いわけではありません。

1型はからだの免疫系の異常で膵臓《すいぞう》のβ《ベータ》細胞が破壊され、インスリンがでなくなることでおこります。のどが乾くので水を飲み、排尿の量がふえて、やせてきます。治療法として注射でインスリンをおぎないますが、若年層に多く、症状が急にあらわれます。

●若年層の1型糖尿病と中高年の2型糖尿病

2022年6月の**第82回米国糖尿病学会**で、イスラエルの**シェバ・メディカルセンター**の研究者たちが16〜19歳の142万6362人の調査結果を発表しました。1型糖尿病が777人に認められ、**BMI《ビーエムアイ》（体格指数）の数値が5あがるたびに1型のリスクが35%高く**なりました。原因は肥満とされ、肥満は1型と2型の発症を高めることがわかりました。

これにたいして**2型は中高年に多く、1型より遺伝的要素が高い**といわれます。原因は食生活とライフスタイルで、本人が気づかないうちに、ゆるやかに進行することがあります。肥満の患者が多いのですが、やせ形の患者もいないわけではありません。治療法は食事療法と運動療法が中心で、飲み薬と注射薬でインスリンを補充します。

2023年2月、アメリカの**マサチューセッツ総合病院**と**ハーバード・メディカルスクール**の研究チームは、結核予防の「BCG《ビーシージー》」が1型糖尿病の発症を予防すると発表しました。BCGは膀胱《ぼうこう》がんの治療や再発の治療にも使われます。

チームの研究では**BCGを膀胱内に複数回注入**すると、HbA1cが1~6年で10%低下しました。**予防法のない1型にたいして画期的な発見**だと世界的に注目されています。2型には効果がありませんでしたが、BCGは肺がんや大腸がんやハンセン病の予防にも効果があるとされ、効果の理由の検証はこれからですが、たいへんな朗報です。

以下に説明する予防法と治療法は、2型糖尿病の患者を対象とします。

02

糖尿病をどのように予防するか

常識的な予防法と進行抑止法の疑点

調査によれば「あなたは糖尿病の予備群です」といわれながら、治療をうけている人はほとんどいません。それどころか、

「あなたは糖尿病です」

といわれながら、**半分の50%の人しか治療をうけていない**のでびっくりします。あとの36・5%は治療をうけたことがなく、12・7%が治療をうけたことがあっても中止していました。治療をうけている人でも、32%がやめたいと思っているそうです。

ある調査では「**経済的負担が大きいからやめたい人**」が**56%**、「**治療をつづけることにストレスがある人**」が**29%**もいました。患者たちは生活上の制約《せいやく》に耐えられないストレスを感じている

のです。専門医が書いたり監修したりした本を読むと、
「食事療法と運動療法が絶対的に必要で、あとは薬物療法でコントロールします」
と書かれているので、ほとんどの患者は治療になにが必要かを知っているでしょう。専門医のいう食事療法と運動療法には、じつにきびしい条件がついています。

食後すぐの運動、週に150分以上の有酸素運動《ゆうさんそうんどう》、週に2~3回の筋トレが求められています。患者はカゴのなかで1日中滑車《かっしゃ》を回しているリスになったような気持ちになるでしょう。こんな生活を一生つづけなければならないとしたら、目のまえが真っ暗になるにちがいありません。糖尿病のせいで、うつ病になる人たちも少なくないようです。

患者たちはひとたびインスリンの注射をうてば、生涯つづけなければならないと思っています。目のまえには、なんの楽しみもないあの世への道があるだけです。

糖尿病患者は病人でも生きている人間ですから、ひたすら苦しみに耐える人生を送ろうとは思っていません。医学的にいえば、食事療法と運動療法が糖尿病にたいする最適の方法でも、人は制限《せいげん》だらけの生活に長く耐えることはできません。

糖尿病が進行するとおこる合併症

糖尿病がすすむと**動脈硬化**《どうみゃくこうか》がおこるので、**脳卒中**《のうそっちゅう》、心臓の**冠動脈**《かんどうみゃく》の病気、**心筋梗塞**《しんきんこうそく》、**心不全**《しんふぜん》の心配があります。**糖尿病網膜症**《もうまくしょう》で目がみえなくなる人が少なくありません。**神経障害**で手足がしびれたり痛んだり、ついには足を切断されるリスクもあります。

男性では軽視できない合併症としてED《イーディ》（勃起不全）があります。経験者に聞くと、糖尿病がよくなるとEDも回復するそうです。

糖尿病腎症《じんしょう》で腎臓《じんぞう》が悪くなれば、透析《とうせき》を避けられないかもしれません。最近の調査では、治療がうまくいっていない患者では、新型コロナが重症化しやすいという追加事項まであります。

人が必要とするエネルギー量

ここで、どんな食品が血糖値《けつとうち》をあげるか、おさらいしてみましょう。無理な食事管理をしなくても、血糖値をあげる食品の大量摂取《たいりょうせっしゅ》を避ければ、糖尿病の心配をしないで、好きな食品を好きなだけ食べることができそうです。

この点で糖尿病の専門医・山田悟氏の著書が参考になります。とくに『運動をしなくても血糖値がみるみる下がる食べ方大全』（文響社）が一読の価値をもっています。この著作は糖尿病患者と糖尿病予備群を力づけてくれるでしょう。

われわれはエネルギー源《げん》を、主として「**炭水化物**」「**タンパク質**」「**脂質**《ししつ》」と呼ばれる3大栄養素からとりいれます。これに「ビタミン」と「ミネラル」をくわえて5大栄養素とされています。

このうち最大のエネルギー源になるのは、主食のご飯やパンにふくまれる炭水化物です。炭水化物は「糖質《とうしつ》」と「食物繊維《しょくもつせんい》」からできていて、**糖尿病や肥満で問題にされるのは糖質**です。人の消化酵素では消化できない食物繊維には、血糖や血液中のコレステロールの濃度の高まりを抑える働きがあり、便秘などを防ぐ整腸作用もあります。

糖質には、デンプンやオリゴ糖の「多糖類《たとうるい》」、砂糖や乳糖《にゅうとう》の「二糖類」、ブドウ糖や加糖の「単糖類」がありますが、ここでは炭水化物のうち消化しやすく、ブドウ糖に分解されてエネルギー源になるものと理解しておきましょう。「糖質」と甘い「糖分」を混同しないでください。

人が1日に必要とするエネルギーは、男性で2200±200キロカロリー、女性では

1400～2000キロカロリーとされます。それでは、どれくらいの炭水化物の摂取《せっしゅ》が目安になるのでしょうか。1gの炭水化物は4キロカロリーのエネルギーを生みだします。

厚労省の「日本人の食事摂取基準」（2020年版）では、**男女ともに必要なエネルギー源の50～60%を炭水化物でとればいい**とされました。75歳以上の男性で1日に1800キロカロリーを必要とするとして、炭水化物は900～1170キロカロリー、1食あたり225～292gとればいいことになります。

75歳以上の女性では、1日に1400キロカロリーが必要になるとして、炭水化物の必要摂取量は700～910キロカロリー、1食あたりで175～227gになります。

糖質は消化吸収されると「ブドウ糖」に分解され、血液をとおして全身にはこばれ、エネルギー源になります。糖質をつねにとりすぎると膵臓《すいぞう》が過労し、糖尿病になったり肥満を引きおこしたりします。

それでは炭水化物の摂取量が少なければ少ないほどいいのでしょうか。血糖値が70／dℓ以下になると、**動悸《どうき》、冷や汗、指のふるえ、気分の悪さ**を感じるようになります。糖質が少なすぎると頭痛やめまいがおきたり、疲れやすくて判断力が鈍ったり、ものごとに集中できなくなったりするでしょう。

●血糖値をさげる食べ方

ごはんを酢の物、野菜、乳製品といっしょに食べると、血糖値が比較的ゆるやかにあがることが知られてきました。最初に野菜サラダを食べてから主食をとると、糖の吸収がゆるやかになります。

よくかんで食べると、食べている満足感が強くなり、腸からインスリンの分泌《ぶんぴつ》を促進《そくしん》する「GLP-1」や、食べすぎを抑える「PYY」というホルモンが分泌されるという研究報告があります。

いつも食べてばかりいないで空腹の時間をつくるようにし、夜遅く食べたり、食べてすぐ寝たりするような習慣をつけないようにします。こんな習慣があると、インスリンが脂肪を蓄積するほうに働くので、肥満を防ぐことができません。

●糖質の多い食品や製品

それでは糖質《とうしつ》とはどんなものを指すのでしょうか。糖質には甘い「糖類」とちがって、「**でんぷん**」のような甘くないものがあります。ネットには「資格のキャリカレ」や「HAPIET（ハピエット）」のような、炭水化物の多い食品を羅列したサイトがあるので、参考にしてください。

糖質の多い食品を順番にあげると、主食関係では、（1）小麦粉（73・3g）、（2）そうめん（70・2**g**）、（3）ラーメン（64・3**g**）、（4）カップ麺（非油揚げ、62・2**g**）、（5）カップ麺（油揚げ、56・9**g**）、（6）スパゲティ（57・0**g**）、（7）フランスパン（57・5**g**）、（8）白米（55・2**g**）、（8）ライ麦パン（52・7**g**）、（9）うどん（52・0**g**）、（10）餅（50・0**g**）、（11）ロールパン（48・6**g**）、（12）食パン（46・7**g**）、（12）クロワッサン（43・9**g**）、（13）そば（48・0**g**）となります。

野菜類では、（1）サツマイモ（31・9**g**）、（2）カボチャ（21・3**g**）、（3）ジャガイモ（17・3**g**）が目立つところ。果物では、（1）リンゴ（35・3**g**）、（2）ナシ（26・0**g**）、（3）カキ（25・7**g**）、（4）バナナ（21・4**g**）が上位にきます。

ドライフルーツとなると高くなり、（1）ドライマンゴー（84・9**g**）、（2）干しブドウ（80・

3g）、干しガキ（71・3g）が高く、乳製品では、（1）ソフトクリーム（22・1g）、（2）アイスクリーム（20・2g）が高くなります。

間食系では、（1）コーンフレーク（83・6g）、（2）ポップコーン（83・6g）、（3）フライドポテト（32・4g）が糖質の塊のようで驚きます。

ケーキ類では、（1）どら焼き（55・6g）、（2）ショートケーキ（43・6g）、（3）ようかん（33・5g）、（4）アップルパイ（31・4g）、（5）カステラ（31・3g）が高く、これらを習慣的に間食していると血糖値があがります。

●注意したい危険な食品

三大栄養素の1つの「脂《し》質《しつ》」のなかには、不《ふ》飽和《ほうわ》脂《し》肪酸《ぼうさん》の「**トランス脂肪酸**」があります。トランス脂肪酸は「水素《すいそ》添加《てんか》」という技術で、液状の油から半固形か固形の油をつくるときにできる物質で、日常的にとると（1）**善玉コレステロールをへらし**、（2）**悪玉コレステロールをふやして**、（3）**心筋梗塞《しんきんこうそく》のような冠動脈《かんどうみゃく》の病気**に結びつきます。

アメリカでは2018年に全面的に禁止され、カナダでは規制されていて、中国、韓国、シンガポールでは製品に表示する義務があります。日本では放置されていて、ケーキ、ドーナツ、クリーム、揚げ物、マーガリン、マヨネーズ、サラダ油などに使われているので、表示をみて注意する必要があります。

また糖質《とうしつ》は液体でとると吸収率が高くなるので、「牛乳」を習慣的に飲んでいると、糖質のとりすぎになることがあります。「野菜ジュース」も野菜の糖質が吸収されやすくなって糖質の過剰になるリスクがあり、「スポーツドリンク」も糖質過多《かた》になるリスクがあります。

なかには「糖質0《とうしつゼロ》」を表示した製品がありますが、ほかの糖分がふくまれていることがあるので、うかつに信じることができません。

●糖尿病患者が避けるべきこと

糖尿病患者が生活上で避けなければならないのは、（1）**塩分のとりすぎを避ける**、（2）**加糖《かとう》飲料《いんりょう》を飲まない**、（3）**タバコを吸わない**、（4）**携帯電話（スマホなど）を長時間使わない**という4項目で、これらは糖尿病患者に無視できない作用をします。

（1）の塩分の摂取については2022年7月、アメリカの**テュレーヌ大学**の研究チームが

50万1379人を対象とした研究結果を発表しました。この調査では**食事に食塩をふりかける人の早期死亡リスクと平均余命の関係**が調査され、**早期死亡リスクが28％高くなる**ことが証明されました。

調理ずみの食品や加工食品には、多くの塩分が使われています。これまでもナトリウムが糖尿病、高血圧、脳卒中《のうそっちゅう》、がんのリスクを高めることが知られてきました。エネルギーが筋肉を動かしたあと「**クレアチニン**」という老廃物《ろうはいぶつ》ができます。腎臓《じんぞう》はこれを体外に排出しますが、塩分の摂取《せっしゅ》が多くなると排出する機能が低下します。

調査の結果、つねに食塩をふりかける人は、まったくふりかけない人やほとんどふりかけない人にくらべて、50歳代の女性で平均余命が1・50年、男性で2・28年短くなり、60歳代では女性で1・37年、男性では2・06年短くなると予測されました。もちろん、この平均予測より短くなることも長くなることもあります。

日本でも、**おかずや吸いものに塩気がたりないと習慣的に醤油をかける人は、命をちぢめるようなものだ**といわれます。

（2）の**加糖飲料を好む2型糖尿病患者の死亡リスクが高い**ことについては、2023年4月、アメリカの**ハーバード大学公衆衛生大学院**のチームが、2型糖尿病の女性1万1399人、男性4084人（合計1万5483人）を、平均して18・5年追跡調査した結果を発表しました。その結果、加糖飲料を飲む量の多い人の総死亡数が増加することがわかりました。

調査方法は加糖飲料を1か月に1回以下の人から、週に1回以上、週に1〜3回、週に4〜7回、1日に1回以上の人まで5段階にわけて実施されました。

1日あたりの摂取回数が1・5回をこえると総死亡数が多くなり、1回ふえるたびに死亡数が8％高くなりました。調査期間中に49・3％の人が亡くなり、うち22・3％の人が心血管系《しんけつかんけい》の病気にかかっていました。加糖飲料を飲む回数の多い人は、糖尿病と心血管系の病気の両方を悪くすることがわかります。

（3）の**タバコと糖尿病の関係**では、2022年7月の**厚労省研究班**の発表があります。タバコは交感神経《こうかんしんけい》を刺激して血糖値《けっとうち》を高め、体内のインスリンの働きを阻害《そがい》するので、喫煙本数がふえるほど糖尿病にかかりやすくなります。

それでも吸いつづけると**脳梗塞**《のうこうそく》、**心筋梗塞**《しんきんこうそく》、**腎臓障害**《じんぞうしょうがい》にかかりやすくなり、2型糖尿病ではリスクは1・4倍かかりやすくなるそうです。禁煙にふみきった人では、このリスクが低下し、半分になることもあります。

（4）の**スマホなどの長時間使用**については、2023年4月の**福岡ハートネット病院・井岡眼科クリニック**の井岡雄太氏の8年におよぶ調査が、世界ではじめて実態を明らかにしました。網膜の微小血管に生じる「糖尿病網膜症《とうにょうびょうもうまくしょう》」は糖尿病の慢性的《まんせいてき》な合併症《がっぺいしょう》で、どの患者もかかるリスクがありますが、有効な予防法はわかっていません。

調査では18〜60歳の2型糖尿病の4371人の患者が対象になり、（1）1日1・5時間以内（1101人）、（2）1・6〜3・5時間（1098人）、（3）3・6〜7・5時間（1095人）、（4）7・6時間以上（1077人）に分類しました。

糖尿病網膜症がおきた患者で、（1）軽い非増殖性は10・1%、（2）中程度は5・1%、（3）重度は5・1%、（4）増殖性は5・2%でした。増殖性とは悪化しつづけることです。糖尿病患者のスマホなどの長時間使用が、目の障害の危険因子になることがはじめて明らかにされました。

03

糖尿病をどのように治療するか

食事は生活上の最大の喜び

ふつうの人間では、食事が生活のなかの最大の喜びですから、無期限に長く制限されることには耐えきれないでしょう。好きなものを食べられないでいると1日中食べることばかり考えるようになり、これは精神の飢餓状態《きがじょうたい》です。

そのようなストイックな生活をしていると、ストレスがたまって心ばかりか、からだまで悪くするかもしれません。ダイエットを試みる人たちは、たいてい長つづきせず、挫折《ざせつ》したあと自己嫌悪におちいります。そもそも無理なことをするのですから、長つづきしないのはあたりまえでしょう。

あらゆる動物は体外から適切な食べ物をとりいれ、それをエネルギー源として生きています。

健康のためとはいえ、食べたいものを長期間食べないでいるのは、きわめて非人間的なくわだてではないでしょうか。

糖尿病を防ぐか、糖尿病の症状を軽くしようとすれば、すでに説明したように**「糖質《とうしつ》」を豊富にふくむ「炭水化物」の摂取《せっしゅ》を抑える**のがいちばんの早道です。

具体的にいえば、ご飯を茶碗半分にしたり、麺類《めんるい》の分量をへらして具《ぐ》を多くしたり、食パンを1枚だけにしたりすることです。最初は物足りなくても、あっというまに慣れてきて、しばらくすると、ご飯もパンもほしくない生活習慣が身につきます。

炭水化物を抑えるかわりに、肉も魚も野菜もチーズも好きなだけ食べ、満足感を味わうようにします。それで必要なタンパク質も脂質《ししつ》も十分におぎなえます。こうした食生活を3~6か月もつづけると効果が実感でき、さらにつづけようとする気持ちになります。

ＴＶでみると町のなかのアメリカ人には、男性も女性もすごく太った人たちがいます。しかし日本人には、そのような体形の人はあまりいません。日本人はあまり太らない体質なのでしょう。炭水化物を制限していると、自然にスマートな体形になります。

あとは**血管の硬化《こうか》を防ぐため、塩分の摂取をできるだけ抑制して血圧をさげ**、さらに**タバコをやめれば十分**でしょう。

ただ、どんな治療法も万人に共通して効くことはありません。血糖値を測定し、医師の治療をうけている人は、自己判断で治療を中断しないでください。また、からだに異変がおきたら、すぐに医師に相談することが大切です。

●糖尿病の治療薬

これまで2型糖尿病患者で、食事療法と運動療法を2~3か月つづけても血糖値《けつとうち》をコントロールできなければ、経口治療薬《けいこうちりょうやく》を服用するのが治療の基本でした。

糖尿病にはインスリンが十分に働かない「**インスリン分泌低下**」と、インスリンが十分でも糖《とう》質《しつ》を抑えられない「**インスリン抵抗性**」があり、ほかにもさまざまなタイプがあります。タイプによって多様な薬があっても、薬だけで治療できないのが現状です。

糖尿病の治療薬では、低血糖症状《ていけつとうしょうじょう》がおこることがあります。低血糖症状には空腹感、冷や汗、動悸《どうき》や手の指のふるえを示す「**初期症状**」、疲労感、目まい、視力に異常がおこる「**中期症状**」、昏睡《こんすい》、けいれんがおきる「**後期症状**」があり、治療薬の使用者は低血糖症状を防ぐため、ふだんからブドウ糖や市販のジュースを持ち歩く必要があります。

治療薬には注射薬と経口薬がありますが、一般に使用される飲み薬を**糖尿病情報センター**の記載をもとに種類別に紹介します。

●インスリンをでやすくする薬

「**スルホニルウレア薬**（SU薬）」

膵臓《すいぞう》のβ《ベータ》細胞に作用し、インスリンの分泌を促進します。血糖値《けつとうち》を確実に低下させますが、低血糖を引きおこすリスクがあります。

「**速効性インスリン分泌促進薬**（グリニド薬）」

血糖値は炭水化物を食べた直後から急激に上昇し、30分から1時間もつづきます。SU薬にくらべて吸収・分解が非常に速く、食べた直後の血糖値をさげるために、食べる直前に服用します。

「**DPP‐4阻害剤**」

つぎの「GLP‐1受容体作動薬」とおなじく、2009年に登場した新しい薬剤で、腸からでるインスリンの分泌を促進する「GLP-1」というホルモンの働きを高めて血糖値をさげます。「GLP-1」を分解する酵素「DPP-4」の作用を阻害します。

「GLP-1受容体作動薬」

「GLP-1」の構造をかえて「DPP-4」の作用で「GLP-1」が分解されないようにした薬で、膵臓《すいぞう》のβ《ベータ》細胞に結びつき、インスリンの分泌《ぶんぴつ》を促進するとともに血糖値をさげます。

「グリミン系」

血糖値が高いときにインスリンの分泌をうながし、インスリン抵抗性を改善します。

●インスリンを効きやすくする薬

「ビグアナイド薬」

肝臓《かんぞう》でできる糖を抑えてインスリンの作用を改善し、腸からの糖の吸収《きゅうしゅう》も抑えます。単独使用で低血糖《ていけつとう》をおこしにくく、ごくまれに倦怠感《けんたいかん》、吐き気、下痢、筋肉痛をおこす「乳酸《にゅうさん》アシドーシス」がおきることがあります。

「チアゾリジン薬」

脂肪や筋肉にたいするインスリンの働きを高め、インスリン抵抗性を改善して血糖値を低くします。ほかの薬との併用には注意が必要です。

「グリミン薬」

血糖値が高いときにインスリンの分泌をうながし、インスリン抵抗性を改善します。

●糖の吸収や排泄を調整する薬

「α-グルコシダーゼ阻害薬」（アルファ-GI）

腸内で食品のブドウ糖の吸収を抑え、食後の急速な血糖値の高まりを抑えます。食べる直前に服用しますが、腹部の張りや放屁《ほうひ》が多くなります。過去のデータでは製品の「**アカルボース**」は糖尿病を40％抑制し、心血管系《しんけつかんけい》の障害を49％抑制したとされました。

「SGLT2阻害薬」

腎臓で糖の再吸収を抑え、尿《にょう》といっしょに排出して血糖値をさげます。尿の量がふえるので、脱水症状に注意する必要があります。

「配合薬」

血糖をさげる2剤を配合した薬で、1剤だけ飲めばいいので便利です。飲み忘れや飲みちがいを防ぐことができて薬代も助かります。

2型糖尿病の飲み薬の使い方

血糖値をさげる薬は低血糖をおこさない、体重をふやさない薬剤から選ばれます。そこで「古くて新しい薬」といわれる**ビグアナイド薬の「メトホルミン」が第一選択肢**とされますが、腎不全《じんふぜん》、肝機能障害《かんきのうしょうがい》、呼吸不全《こきゅうふぜん》、脱水症《だっすいしょう》などがある患者にはむきません。

「メトホルミン」を使うポイントは、1日に500㎎からはじめて少しずつ増量し、1日に1500㎎までふやして、朝と夕方の2回にわけて服用することです。医師は血糖値とHbA1cだけでなく、体重、血圧、脂質の管理もします。

治療薬を第一選択肢とするポイントは、（1）**低血糖と体重増加をおこさない**、（2）**副作用が少ない**、（3）**空腹時高血糖と食後高血糖を改善する**、（4）**心血管合併症のリスクを低くする**、（5）**価格が安い**、（6）**患者が効果と使用法を理解しやすい**、ことにあります。「メトホルミン」はそれらの条件にあっています。

2022年11月、**スタンフォード大学医科大学院**の研究チームは、2型糖尿病患者に「メトホルミン」を投与したところ、「**せん妄《もう》**」**と死亡率が低下**したと発表しました。せん妄とは一時的な意識障害や認知機能の低下を意味します。「メトホルミン」の服用群では非服用群の36・0%のせん妄の発症率《はっしょうりつ》にくらべて、29・2%の発症率でした。

2型糖尿病患者と認知症の発症に関係があるといわれてきましたが、「メトホルミン」は認知症をふくむ加齢による障害を少なくし、死亡率を低下させたとされます。

●アメリカとヨーロッパの使用法

2022年6月、「**第82回米国糖尿病学会学術集会**」で、**米国糖尿病学会**と**欧州糖尿病学会**が共同編集した『**2型糖尿病の高血糖管理に関するコンセンサス・リポート 2022年版**』が発表されました。

「**メトホルミンまたは併用療法**」が血糖値管理の第一選択肢とされ、併用療法の具体的な内容は示されませんでしたが、治療効果を高める薬剤が3つの治療効果の高さから選ばれました。

アメリカでは、ほとんどの患者に「メトホルミン」が使われますが、動脈硬化《どうみゃくこうか》による心血管《しんけっかん》の病気と、心不全《しんふぜん》や慢性腎臓病《まんせいじんぞうびょう》の患者には「**SGLT2阻害剤**」が第一選択肢として示されました。「**DPP-4阻害剤**」が約27%使われています。

2022年12月、イギリスの**エクセター大学医学部**の研究チームは「メトホルミン」を使っていた2型糖尿病の患者に、第二選択肢の治療薬として使われる「SGLT2阻害剤」と「DPP-4阻害剤」にかかわる成果を発表しました。イギリスでは、この2剤は第2選択肢の約60%を占めています。

対象になった患者は4万1807人でした。「SGLT2阻害剤」を使ったのは1万253人、「DPP-4阻害剤」を使ったのは1万6624人で、年齢の中央値《ちゅうおうち》（全員の年齢の真ん中の年齢）は62・2歳、37・7%が女性でした。2剤の血糖降下作用はおなじだったそうで、とくに心不全《しんふぜん》や腎不全《じんふぜん》の患者に推奨されました。

その結果、1万4069人の患者の84%に「SGLT2阻害剤」の効果があったとされ、16%に「DPP-4阻害剤」の効果があると予測されました。

●日本の治療薬選択の基準

日本人では心血管《しんけつかん》の病気が少ないので、「SGLT2阻害剤」の利益はそれほどなく、アメリカのエビデンスは長期的効果と安全性を確定していないし、「SGLT2阻害剤」の効果は「メトホルミン」の上乗せにすぎないと考えられています。

「メトホルミン」の価格の安さも大きな利点で、最大容量の2250㎎を1日に3回服用しても、3割負担で30円程度にすぎません。

いまのところ「SGLT2阻害剤」には、副作用と価格に問題がのこります。よく使われている「DPP-4阻害剤」には、心血管の合併症をへらす証拠はなく、価格に問題があります。

日本で長く使われてきた「**スルホニルウレア薬**（SU薬）」は、低血糖と体重増加をおこすリスクと、心血管の病気にたいするエビデンスの点で第一選択肢になりません。「**チアゾリジン薬**」と「**α-グルコシダーゼ阻害薬**」にも、いくつかの点で問題があります。

「メトホルミン」は心血管の事故による死亡率をへらし、低血糖と体重増加のリスクがなく、食欲を抑える作用と、中性脂肪と悪玉コレステロールをへらす作用をもつとされます。これらが価格の安さとともに、この薬を第一選択肢とする理由です。

２０２３年２月、「**第57回糖尿病学の進歩**」で**九州大学大学院病態制御内科学**教授の小川佳宏氏は、**糖尿病の治療では減量が重要**であることから、肥満症《ひまんしょう》の２型の患者の薬物療法について発表しました。

慢性疾患《まんせいしっかん》の代表である２型の肥満の患者では、薬の使用が長期になるので安全性がたいへん重要になります。

「慢性心臓病《まんせいしんぞうびょう》」「心不全《しんふぜん》」「心血管《しんけつかん》の病気」を防ぐには、体重をへらすために「ＳＧＬＴ２阻害剤」と「ＧＬＰ－１受容体作動薬《じゅようたいさどうやく》」が提案されました。「ＳＧＬＴ２阻害剤」は尿でグルコースを排出して体重をへらし、腎臓《じんぞう》を保護する効果が期待されます。これによって２型患者の体重、内臓脂肪、皮下脂肪の減少が報告されています。「ＧＬＰ－１受容体作動薬」は２型患者のＨｂＡ１ｃの数値をさげ、体重をへらす効果が認められています。これによって「心筋梗塞」「脳卒中」の発症率が低下したとされました。薬の種類では「**セマグルチド**」より「**チルゼパチド**」のほうが体重とＨｂＡ１ｃにたいする効果が高かったそうです。

●２型糖尿病の新しい薬剤

糖尿病患者の病態《びょうたい》は想像以上に多様で、臨床医《りんしょうい》はそれに対応して、さまざまな工夫をこらします。また製薬業界も新しい薬の開発を目ざして努力を傾けています。１例をあげておきましょう。

２０２１年６月に承認された「**イメグリミン**」（ツイミーグ）は、２型糖尿病のインスリン抵抗性とインスリン分泌不全《ぶんぴつふぜん》の療法に作用する新機軸の薬です。同年９月に世界に先駆けて日本で発売された経口薬《けいこうやく》で、ゆっくりと着実に効果をあげているとされます。

２０２２年３月、慢性腎臓病《まんせいじんぞうびょう》を治療する「**フィネレノン**」（ケレンディア）が承認され、「**２型糖尿病を合併する慢性腎臓病**」の適応となりました。末期腎不全《まつきじんふぜん》と透析《とうせき》をうけている患者は除外され、錠剤が１日に１回投与されます。

●注射用のインスリン製剤

１型糖尿病では、インスリンを注射で投与するのが治療法の基本ですが、２型でも糖尿病を悪化させないために使われます。はじめる目安はＨｂＡ１ｃが７・７のときとされますが、医師によって目安の判断が微妙にちがいます。

作用の速さと作用時間によって「**超即効型**」「**持効型**」「**中間型**」と、2種以上の薬をあわせた「混合型」が使いわけられます。

●人工膵臓の現在

糖尿病患者にとって、薬を飲みつづけるのは生やさしい課業ではありません。ある統計では半数の患者が自己判断で6か月以内に服薬を中止し、中高年では86・5%の患者が3か月以内に薬を飲まなくなったとされます。

インスリン注射は糖尿病治療の根幹《こんかん》となりますが、こちらは患者にとっても介護者にとっても、さらに負担の多い仕事になり、低血糖《ていけつとう》などの重い副作用のリスクもあります。じっさいに食事のたびに、またはラーメンやケーキを食べるたびに腹部に注射をうつ人たちをみると、つくづくたいへんだという思いにとらわれます。

「**公益社団法人　日本糖尿病協会**」の「**準備しておきましょう**」という欄には、低血糖や緊急事態に備えて、つねに携行《けいこう》しておくものとして、（1）**インスリン、針、薬**、（2）**水、捕食《ほしょく》、ブドウ糖**、（3）**糖尿携帯手帖、お薬手帖**がしるされています。

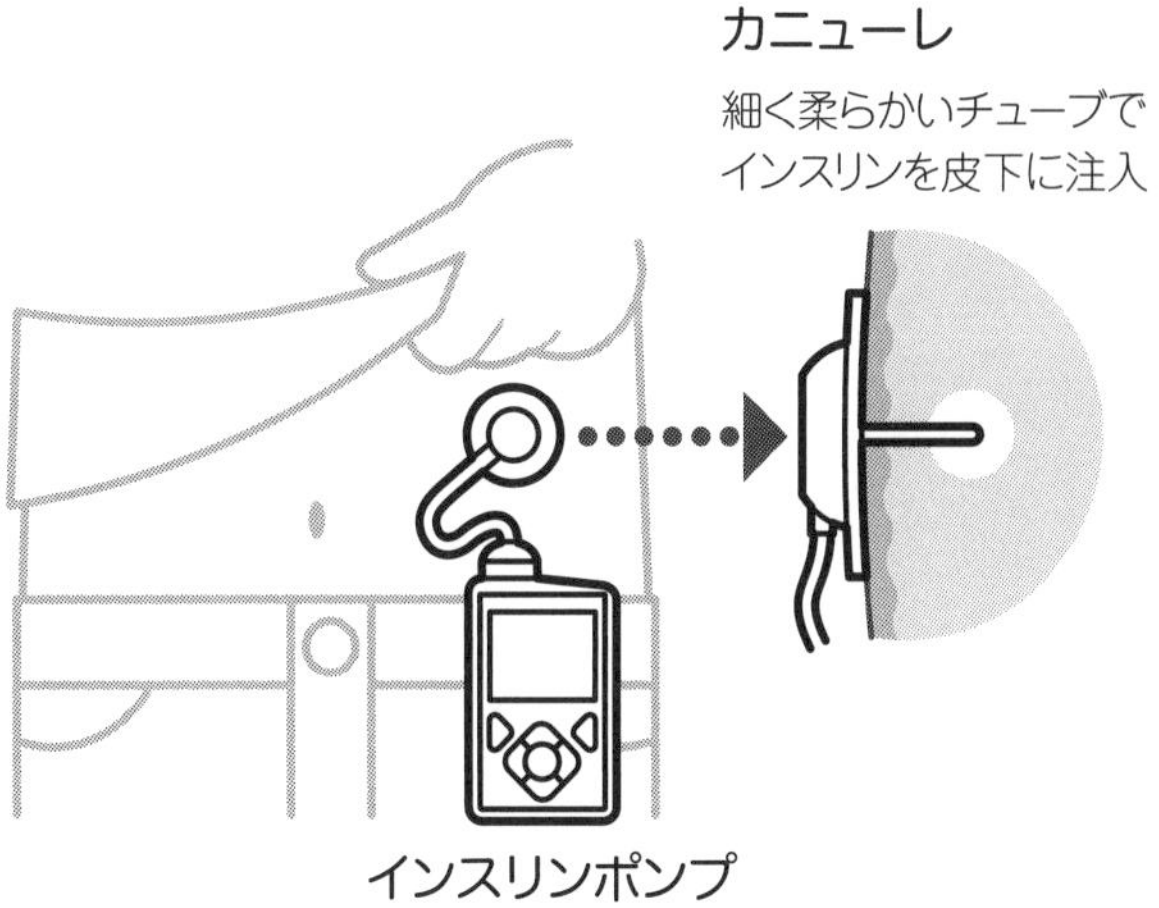

1型患者にも2型患者にも、「**持続皮下インスリン注入療法**」（CSⅡ）は、とてもありがたいシステムです。「**インスリンポンプ**」ともいうこの小型の機器は、皮下《ひか》に留置《りゅうち》した「**カニューレ**」という細いチューブをとおして、即効性《そっこうせい》のインスリンを24時間自動的に注入します。

さらに食事にあわせてボタンを操作《そうさ》し、インスリンの単位を調節して注入することもできます。1日のあいだにもインスリンの必要量は時間によってかわり、たとえば夜明けに血糖値《けっとうち》があがりますが、インスリンポンプは時間にあわせて事前に注入速度を調節することもできます。

●CSⅡ（持続皮下インスリン注入療法）の注意点

ペン型のインスリン注入器は、1日に必要とされるたびに、なんども皮下に針を刺さなければなりません。CSⅡではカニューレの交換は2～3日にいちどです。

しかし、カニューレには感染のリスクがないわけではありません。装着した部分がはずれたり、先がぬけたりすることもあります。ポンプとカニューレを結ぶプラスチックのチューブがひっかかったりからまったりして、薬液《やくえき》が通らなくなることもあります。

ポンプが動かなくなればアラート（音や振動）がでますが、それをみて対応するか、メーカーのコールセンターに相談しなければなりません。トラブルに備えて、ペン型のインスリン注入器ももっている必要があります。

これまではインスリンポンプの本体を、衣類などに装着《そうちゃく》していました。いまではからだにじかに装着し、リモコンで操作する「**パッチ式インスリンポンプ**」も使えます。

●自動インスリン投与システムの2型糖尿病患者への使用

日本でも実用化されている「**自動インスリン投与システム**」を、2型糖尿病患者に使うばあいの安全性と有効性の検討が、イギリスの**アデンブルックス病院**と、アメリカの**エモリー大学**でおこなわれ、両方の結果が2023年2月に発表されました。細かいデータは省略しますが、イギリスの発表では、つぎのように結論されました。

「8週間の自動インスリン投与システムの使用では、血糖《けっとう》コントロールが改善され、低血糖値は増加しなかった。さらに広い範囲の患者に適応できるか、持続的な費用効果があるかを検証するランダム化《か》比較《ひかく》試験《しけん》が求められる」

アメリカでは、2022年に承認された「**オムニポッド5**」という機器が使用されました。研究チームは、

「外来治療中の2型糖尿病患者で、インスリンの投与パターンを問題にせず、自動インスリン投与システムの安全性とすぐれた改善効果が示された。現在のインスリン療法で満足な結果がでていない2型糖尿病患者を対象とした、さらなる検証が必要である」

と結論しました。今後の機器のさらなる改良と安価な普及が望まれます。

2型糖尿病患者の1%が寛解した

この章の最後に、一生治らないと思われている2型糖尿病患者の1%が「寛解《かんかい》」し、薬も治療も必要がなくなったという明るい情報をお伝えします。「寛解」とは病気の症状の一部かぜんぶが軽くなるか消えてしまった状態です。

2021年、**米国糖尿病学会**を中心とする**糖尿病の国際的な専門家グループ**は、薬物治療《やくぶつちりょう》をしない状態で、6・5%以下のHbA1cの数値が3か月以上つづいたケースを「糖尿病の寛解」としようと決定しました。決め手になったのは、生活習慣の改善、薬物療法、減量による血糖値の安定でした。

2023年5月、**新潟大学大学院内分泌代謝内科学**の藤原和哉氏と研究グループは、日本人の2型糖尿病患者の臨床《りんしょう》データから、1%の患者が薬物療法をしないで6・5%以下のHbA1cの数値を少なくとも3か月維持していたことを明らかにしました。

分析では全国の糖尿病専門施設が参加する「**糖尿病データマネジメント研究会**」のデータベースから、日本人の18歳以上の4万8320人が抽出されました。患者たちのかつてのHbA1c

値は6・5%以上で、血糖降下薬《けっとうこうかやく》を処方されていました。

かれらは中央値《ちゅうおうち》で5・3年の追跡期間中に、3677人が少なくとも3か月間寛解になっており、この数字は1000人中で10・5%の寛解率に相当したそうです。

寛解にいたった要因としては、(1)男性、(2)40歳以下、(3)糖尿病と診断されて1年未満、(4)HbA1c値が7・0%以下、(5)BMIが高い、(6)1年間の減量が5%以上、(7)薬物療法未使用、という条件が重要でした。

チームは寛解後か寛解から1年後に再発した事例が2490人(67・7%)あったとしていますが、患者の体重が増加すると再発しやすいことが示唆されました。**太ることが再発の危険因子**であることが明らかにされたといえます。

内視鏡治療でインスリンが不要になる可能性

2023年5月、「**米国消化器病週間**」でオランダの**アムステルダム大学メディカル・センター**のセリーヌ・ブッシュ氏と研究チームは、糖尿病とメタボの根本原因の「**インスリン抵抗性**」を改善し、血糖値《けっとうち》を制御《せいぎょ》する内視鏡治療の試行結果を発表しました。

内視鏡治療と「GLP-1受容体作動薬《じゅようたいさどうやく》」の「**セマグルチド**」の併用により、インスリン療法を避けることができる可能性が開かれました。

対象となったインスリン使用歴10年以下の24~75歳の14人の2型糖尿病患者は、BMI24~40、HbA1c8・0以下でした。かれらは内視鏡治療の実施のまえにインスリン投与を中止され、実施後には2週間の食事管理をうけました。

内視鏡治療ではカテーテルが使われ、**電気パルスで十二指腸《じゅうにしちょう》の細胞膜《さいぼうまく》に穴をあけ、細胞のアポトーシス**（自然死）と**再生をうながす試み**が実施されました。治療の平均時間は69分、カテーテルの使用時間は58分で、2週間後に「セマグルチド」が投与されました。

治療の3~4日後と4週間後に内視鏡による十二指腸の粘膜《ねんまく》の検査があり、12か月後に血糖値などの検査が実施されました。検査項目は（1）安全性、（2）実現可能性、（3）有効性で、「セマグルチド」の投与量が検討され、インスリンを中止した6か月後のHbA1cの数値が7・5以下であることが確認されました。

患者たちは**12か月後にも「空腹時血糖値」と「インスリン抵抗性」を減少させ**、低体重と適切なBMIを維持していたそうです。

「2型糖尿病患者にたいする内視鏡治療とセマグルチドの併用療法の高い安全性と実現可能性が示された。**患者の86%がインスリンを使わずに良好な血糖値を維持し**、代謝異常の改善も見られた」

とブッシュ氏はいっています。治療の細部や費用はわかりませんが、1日に少なくとも4回のインスリン注射を365日必要とする「インスリン抵抗性」の2型患者にとって、革命的な試みだということができます。

「糖尿病足潰瘍」の治療に有望な新しい外用薬

「足潰瘍《あしかいよう》」というのは、糖尿病患者の足の皮ふが炎症《えんしょう》をおこして崩れ、できた傷がえぐれてのこる症状で、患者の15~25%が生涯のうちに経験するといわれています。これは糖尿病の深刻な合《がっ》併症《ぺいしょう》で、悪化すれば足を切断しなければならなくなり、足を切断した患者の40~70%が再発し、80%は5年以内に亡くなります。

足の切断の5分の4は予防できるのに、潰瘍に気づかない糖尿病患者が多いのです。患者や家族は足を観察し、皮ふが固くなっていないか、色が変わっていないかに注意して、皮ふや指や爪に変化があれば、すぐに専門医の治療をうける必要があります。

2023年5月、インドの**医学教育・研究大学院大学**の研究チームは、18〜75歳の1型と2型の糖尿病患者を対象に、標準治療に追加して「**エスモロール塩酸塩14%ゲル**」を1日に2回塗布《とふ》する第Ⅲ相臨床試験《だいさんそうりんしょうしけん》を実施し、結果は良好だったと発表しました。

「エスモロール外用薬」は低分子のゲル化製剤で、傷の治療過程を促進するよう設計されています。以前から標準治療に「エスモロール14%ゲル」を併用すると、潰瘍の治療が速まることが示唆されていたそうです。細かいデータは省略しますが、チームは、

「エスモロールによる局所治療《きょくしょちりょう》は糖尿病性足潰瘍《とうにょうびょうせいあしかいよう》患者の有望な選択肢になることができる」

といっています。

希望がもてる糖尿病の新しい治療情報

糖尿病の対策と治療法の説明の最後に、2023年の夏以後に発表された糖尿病治療の新しい情報をご紹介しておきましょう。

2型糖尿病の患者のなかには、1日に4本ものインスリン注射を365日もつづけなければならないことを知って、治療に踏み切れない人たちが少なくありません。そんな人たちのために、日本でも1日に1本うてばいいインスリン注射が使用されています。

この皮下注射薬には「ランタス」「レベミル」「トレシーバ」があり、42時間の持続効果があるので、1型の患者にも2型の患者にも使われています。

ところが週に1本うてばいい超長時間作用型の基礎インスリン注射薬が、これらの注射薬とおなじか、それ以上に効果があることが証明されました。「**アイコデック**」というこの製品は、ペン型の注射器を使う皮下注射薬です。

アメリカで実施された週に1本の糖尿病注射薬と、1日に1本の糖尿病注射薬の安全性と効果を比較した第3相臨床試験には、世界の11か国の92の施設が参加しました。この結果をうけて「**アイコデック**」が使えるようになるのも間近です。

もうひとつの情報は、大阪府の藍野病院副院長の吉田麻美氏らが発表した漢方薬「**牛車腎気丸**《ごしゃじんきがん》」の効力です。

糖尿病の治療は長期間になることから、薬の安全性がとくに重視されます。吉田氏らは5年以上、2型糖尿病患者に「牛車腎気丸」を投与した結果を「第73回日本東洋医学会」で発表しました。

それによれば患者の痛みの治療や、うつの対策に効果があったことがわかりますが、とくに注目されるのは、糖尿病による「**神経障害**」に効果があったことでした。吉田氏は、

「牛車腎気丸は2型糖尿病患者に5年間も安全に使用でき、糖尿病神経障害に有効である可能性が示された。QOLの向上は糖尿病治療の根幹なので、牛車腎気丸の有効性が期待される」

といっています。

第三章

腎臓病と透析をどう防ぐか

01

慢性腎不全と透析を確実に防ぐ方法がある

驚異的な八幡浜市のとりくみ

愛媛県八幡浜市《やわたはまし》は人口3万人ちょっとの海辺の町です。この市では市当局が2012年に「**糖尿病疾病管理事業**」をスタートさせ、2014年からは「**日本慢性疾患重症化予防学会**」(JMAP)の方式で、糖尿病を原因とする透析《とうせき》の予防にとりくんできました。

その結果、5年以内に透析の開始が予測された67人のうち、透析をはじめなければならなかったのは12人だけでした。なんと**透析を予測された人たちが82・6%という信じられない高率で透析を回避し**、**8年目にはいった2022年にも透析をうけていなかった**のです。市当局と医師団は、いったいどんな対策をしたのでしょうか。

もちろん医療側は透析を予防し延期するための検査と指導をし、腎臓《じんぞう》を保護する薬で治療もしました。**患者側が実行したのは塩分をできるだけとらないようにし、できるだけ水分をとること****だけ**でした。こうして透析を防ぐことができたのです。

このようなだれにでもできる単純な行為に、透析を防ぐ決定的な要因があったのは、まさに衝撃的な事実でした。われわれが八幡浜市の実例から学べるのは、単純だが非常に重要な透析の予防法です。

腎不全《じんふぜん》が進行して「慢性腎不全《まんせいじんふぜん》」になると身体的な不調がおこり、ふつうに生活ができなくなって、「透析」か「腎移植《じんいしょく》」しか治療法がなくなります。多くの人の知るように**透析は1回に3～5時間かかる方法で、週に3回**（**3日**）もうけなければなりません。しかも透析をうけた日は、ふつうに活動することができません。

のちにくわしく説明しますが、透析にはさまざまなアクシデントがつきまといます。ひとたび透析をうけたら途中で中止することはできません。こんな不自由な生活は、だれもが避けたいでしょう。

いまの日本では、平均して**69歳以上の34万人以上の患者が透析をうけてい**て、年々ふえつづけています。**毎年、4万人の患者が透析をはじめ、3万人の患者が亡くなります。**

透析では**最初に2週間の入院が必要**で、その費用に20万円かかります。透析の費用は月に35～40万円で、年間に1人あたり400～600万円かかり、患者全員では年間に1兆8000億～2兆円以上かかります。患者には「**高額療養費制度**」が適用されるので、**月に1～2万円**ですみますが、辛い思いをしながら経費がかかります。

「**腎移植**」のほうは、できる患者は1年に1500人にすぎず、これも手軽で安楽な治療法ではありません。どう考えても腎機能を維持するか、改善する努力をするしかありません。

02

腎臓はどんな働きをしているか

●腎臓の構造と働き

腎臓《じんぞう》は腹部の両側にある、握りこぶしのような大きさのソラマメのようなかたちの臓器《ぞうき》です。腎臓が正常な働きをしていれば、治療も透析も必要ではありません。腎臓は**からだの維持に必要な物質を尿から再吸収し、体内の水分、電解質《でんかいしつ》、酸、アルカリのバランスを調整**して、生命の維持に不可欠な働きをします。

電解質とは水などに溶け、陰陽《いんよう》のイオンをだす物質で、野菜、豆類、果物、穀類にふくまれるミネラルです。**臓器や組織の正常な機能を維持し、神経の伝達に関係し、体内の水分補給**をになっています。尿、便、汗、血液などで失われやすいので、機能を維持するには**たえず水分を補給する必要**があります。

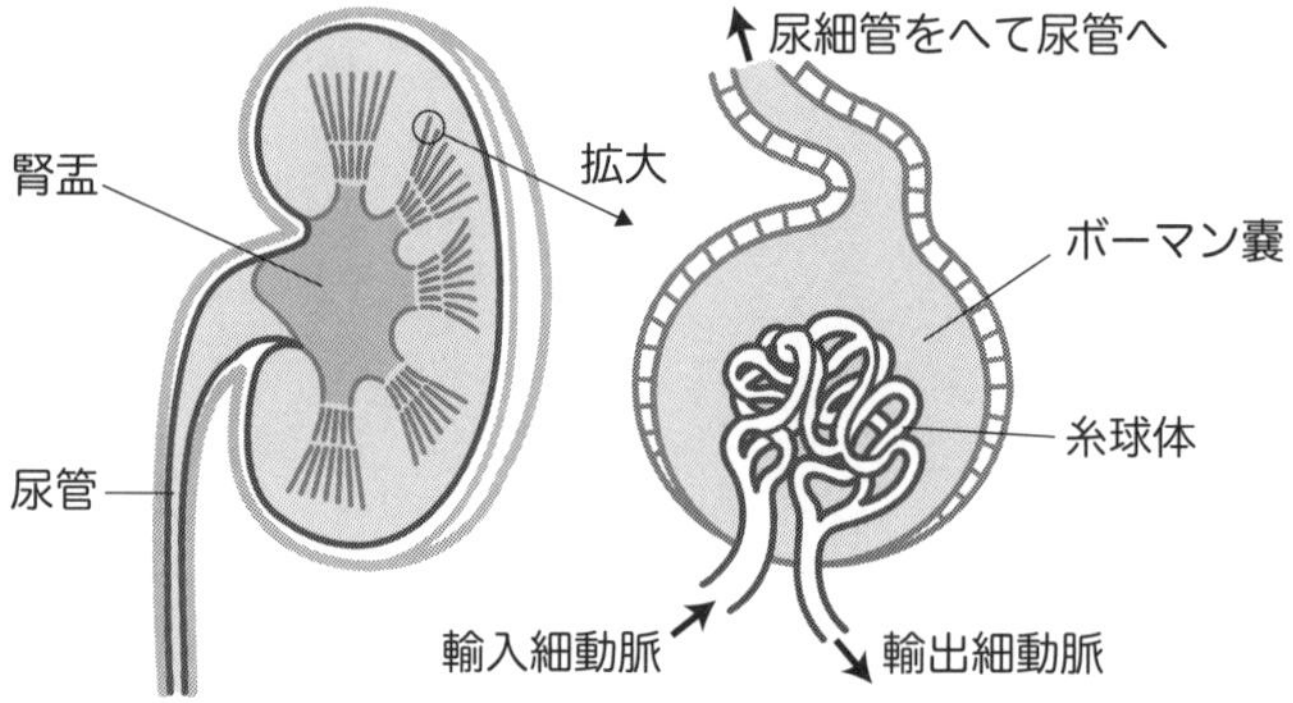

このほか赤血球の産出を促進する「**エリスロポエチン**」という物質をつくりだし、骨の代謝《たいしゃ》に必要なビタミンDを活性化し、血圧を調整する「レニン」というホルモンを産出します。

しかし腎臓《じんぞう》の数多くの働きのなかでも中心となるのは、からだが活動した結果としてできる**老廃物《ろうはいぶつ》と、余分な水分と塩分を血液からろ化して尿として排出する機能**です。さらに、からだが必要とする物質を再吸収し、体内にもどしています。

なにかの理由で腎臓の働きが弱ると「腎不全《じんふぜん》」という状態になり、心臓や脳の血管障害《けっかんしょうがい》をおこして生命のリスクに結びつきかねません。腎障害は「**急性**」から「**亜急性**」「**慢性**」へと進行し、「**慢性腎不全**」になると腎臓の働きが自然に回復する見こみがなくなります。

そうなると排出されるはずの老廃物や塩分が血液中にたまり、最悪の「**尿毒症《にょうどくしょう》**」がおこります。尿毒症がおきると、頭痛、吐き気、むくみ、意識障害などがおきて命もあやうくなります。

腎臓の働きと障害を理解するために、腎臓の構造をもう少し説明しておきます。腎臓は「**腎実**《じんじつ》**質**《しつ》」「**腎盂**《じんう》」「**腎杯**《じんぱい》」という3つの部分からできています。「**腎実質**」は血液をろ過する箇所で、腎実質にかこまれたスキマに「**腎盂**」と「**腎杯**」があり、「腎実質」でできた尿は「腎杯」を経由して「腎盂」に集められ、「尿管《にょうかん》」に排出されます。

「腎実質」には「ボーマン嚢《のう》（糸球体包《しきゅうたいほう》）」にかこまれた毛細血管のかたまりの「糸球体《しきゅうたい》」があり、これが血液をろ過する本体です。「腎実質」にはまた「糸球体」でろ過された尿をはこぶ「尿細管《にょうさいかん》」があり、「尿細管」は尿のなかから、からだに必要なブドウ糖やアミノ酸などを再吸収します。

解剖学では、1個の「糸球体」と1本の「尿細管」のセットを「**ネフロン**」と呼んでいます。「ネフロン」は片方の腎臓だけで100万個もあるとされ、「腎実質」は「糸球体」を通過する血液をろ過して尿をつくる、**無数に枝分かれした毛細血管の集合体**です。

●腎臓の働きを悪くする原因と症状

腎臓の複雑な機能は、数知れない微細な毛細血管の働きによっています。この毛細血管が傷ついたり破れたりすることで**腎臓の障害**がおこりますが、その**大きな原因は血液中のブドウ糖の数値が高くなる高血糖と高血圧**です。

腎不全をおこす最大の原因は糖尿病で、糖尿病が長くつづくと高血糖が全身の細い血管に作用し、つまらせたり傷つけたり破ったりします。毛細血管のかたまりである腎臓は、とくにこの影響をうけやすく、「糸球体」が被害をうけて機能が低下します。

初期には腎機能の低下の自覚症状がありませんが、進行すると**高血圧、むくみ、貧血、夜間の排尿回数の増加**などがおこり、放置しておけば「糖尿病性腎症《とうにょうびょうせいじんしょう》」になって最後に透析にたどりつきます。毎年1万人以上の患者が糖尿病のため透析にはいっています。

透析にはいるタイミングは、正常な人の腎機能を100%として、15%になったあたりです。この段階になると**息切れ、かゆみ、食欲不振、吐き気、嘔吐、こむらがえり**がおきているでしょう。

つづく第2位の原因は、「糸球体」が障害をおこす「慢性糸球体腎炎《まんせいしきゅうたいじんえん》」です。「糸球体」のフィルターがこわれて、**タンパク尿や血尿《けつにょう》**がでるようになり、**高血圧、めまい、肩こり、むくみ、頭痛、だるさ、倦怠感**がつづきます。この状態を放置しておくと10年で30%が腎不全《じんふぜん》になり、20年では

40％が腎不全になるとされます。

このほか**高血圧がつづいて**「糸球体」が硬化したり狭くなったりして、**血流が悪くなる**「**腎硬化症**《じんこうかしょう》」があり、高齢者の増加にともなってふえていきます。さらに腎臓に多数の袋状の嚢胞《のうほう》ができて、腎臓全体が肥大する「多発性腎嚢胞《たはっせいじんのうほう》」があります。

「慢性腎不全」の危険因子として、**糖尿病、高血圧、肥満、膠原病**《こうげんびょう》**、サプリメントやNSAIDs**（エヌセイズ、非ステロイド性の痛みどめ）**の服用、喫煙**があげられます。これらの要因を避けるのが、腎臓病の常識的で確実な予防法になります。

●腎不全を防ぐもっとも確実な方法

ここで最初の八幡浜市の事例を思いだしましょう。「**塩分**」**をひかえるのが第一条件**で、それだけで高血圧と動脈硬化に対応し、「腎不全」を防ぐことができるのです。料理や食品に塩気がたりないからといって習慣的に数滴の醤油をかけるのが、いちばん命をちぢめるといわれます。

塩気の薄い料理に塩や醤油をふりかける習慣のある人の早期死亡のリスクが、28％高くなることについては、アメリカの**テュレーヌ大学**の調査を本書の「糖尿病」の項で紹介したとおりです。

２０１３年、**世界保健機関**（ＷＨＯ）の加盟国が参加した「**世界保健総会**」で、２０３０年までに食塩の摂取量を30％へらすことが合意されました。２０２２年までに、その目標を達成した国はなく、とくに塩分の摂取量が多い日本人は２０２３年までに、１日の食塩摂取量を８gに落とすことを目標にしましたが、いまだに10gをこえています。

人間の味覚は非常に早く慣れる性質をもっています。野菜のおひたしや冷ややヤッコに醤油をかけなくても、しばらく慣れればおいしく味わえます。既製の食品では塩気の濃すぎるものは避けなければなりません。

つぎに重要なのは「**水分**」**をとること**で、腎臓《じんぞう》の専門家は**1日に2リットルの水分**をとることを勧めます。2リットルというと、たいへんな量に思えますが、ここでもすぐに慣れて、なんの苦痛もなくとれるようになります。

水分をとるには水だけでなく、お茶でもお湯でもいいのです。日常生活のおりおりに、のどが渇いていなくても、思いだしては何回も水分をとるようにします。**水分がないと免疫力が働かない**ことも知っておいてください。

03

腎臓の働きと障害を検査する方法

腎臓《じんぞう》は「沈黙の臓器」といわれており、被害をうけても重症になるまで症状があらわれません。それだけに早めに状態を知って、対策を立てることが重要になります。適切な検査をうけて、腎《じん》障害《しょうがい》が進行しないようにしなければなりません。

●「クレアチニン」と「推定糸球体ろ過量（eGFR）」

腎臓の状態を知る適切な指標があります。**「クレアチニン」**と**「推定糸球体《すいていしきゅうたい》ろ過量《かりょう》（eGFR《イージーエフアール》）」**の数値で、どちらも**「尿検査」**と**「血液検査」**で測定されます。ほかに腎臓のかたちや大きさと状態を調べるには**「画像検査」**があり、腎臓の組織をとって調べる**「腎生検《じんせいけん》」**もありますが、ふつうは「尿検査」と「血液検査」で十分です。

「クレアチニン」という物質は、筋肉が運動したあとにできる老廃物《ろうはいぶつ》で、腎臓でろ過され尿として排出されます。この数値が高くなれば、腎臓の働きが低下していることがわかります。クレアチニンはまた激しい運動、筋トレ、高タンパクの摂取でも高くなることがあります。

「クレアチニン」は**男性で0・61〜1・04㎎／dL以下**（ミリグラム・パー・デシリットルと読む。血液1デシリットル中に何ミリグラムのブドウ糖がふくまれるかという量）、**女性で0・47〜0・79㎎／dL**以下が標準値とされます。クレアチニンが男性で1・6㎎／dL、女性で1・0㎎／dLをこえれば、「**急性腎不全**」か「**慢性腎不全**」か「**心不全**」などを疑わなければなりません。これらの高い数値が示されれば、専門医に相談するタイミングです。

「クレアチニン」の数値をさげるもっとも簡単で確実な方法は、すでに説明した塩分の摂取をできるだけ抑えることと、1日に2リットルの水分をとることです。

現在では「クレアチニン」の数値をさげる「**パルドキソロンメチル**」という新薬が注目されています。**この薬は「eGFR《イージーエフアール》」を改善し、「糖尿病性腎臓病《とうにょうびょうせいじんぞうびょう》」の対策**として効果を認められています。

「推定糸球体《すいていしきゅうたい》ろ過量《かりょう》（ｅＧＦＲ）」のほうは、血液中の老廃物をどれくらいろ過できたかを示す数値です。たとえば「**ｅＧＦＲ**」**が59～45だと、腎臓が疲れている**と判断されます。

この数値が44～30までさがれば、腎臓はそうとう疲れています。できるだけ早く診察をうけて対策をたてなければ、透析《とうせき》のタイミングが近づいています。**40歳以下で60を切り、70歳未満で50を切れば早急に治療をうける必要**があります。

さらに**29～15になればもっと深刻で、15以下になると「末期《まつき》の腎不全」**というしかありません。それでも、この段階にとどまっていれば、透析をうけなくてもいいかもしれません。

「**ｅＧＦＲ」が10前後にまでなると、そろそろ透析の準備が必要**です。動脈硬化《どうみゃくこうか》が進行しないうちに「**シャント**」（このあとに説明します）をつくらなければなりません。「シャント」をつくっても、すぐに透析をはじめるわけでなく、「**ｅＧＦＲ」が7～8くらいになるまで透析を待つこと**もできます。

04

透析はどんなしくみで実施されるか

◆透析の実施方法

透析《とうせき》とは、血液の浄化という腎臓の働きを「人工腎臓《じんこうじんぞう》（ダイアライザー）」や患者自身の「腹膜《ふくまく》」を使って代行し、血液をきれいにして体内にもどす作業のことです。

2023年の「**日本透析医学会**」の統計では、**透析をうけている患者は約35万人**とされました。若年層と中年層の患者はへっていくと見られているので、透析人口の80％以上を高齢者が占めるようになるといわれています。

透析には、ダイアライザーを使う「**血液透析療法**《けつえきとうせきりょうほう》」と、患者の腹膜を使う「**腹膜透析療法**《ふくまくとうせきりょうほう》」がありますが、95％以上の患者が血液透析療法によっています。日本の透析による治療成績は世界でもトップクラスといわれ、以下のように実施されています。

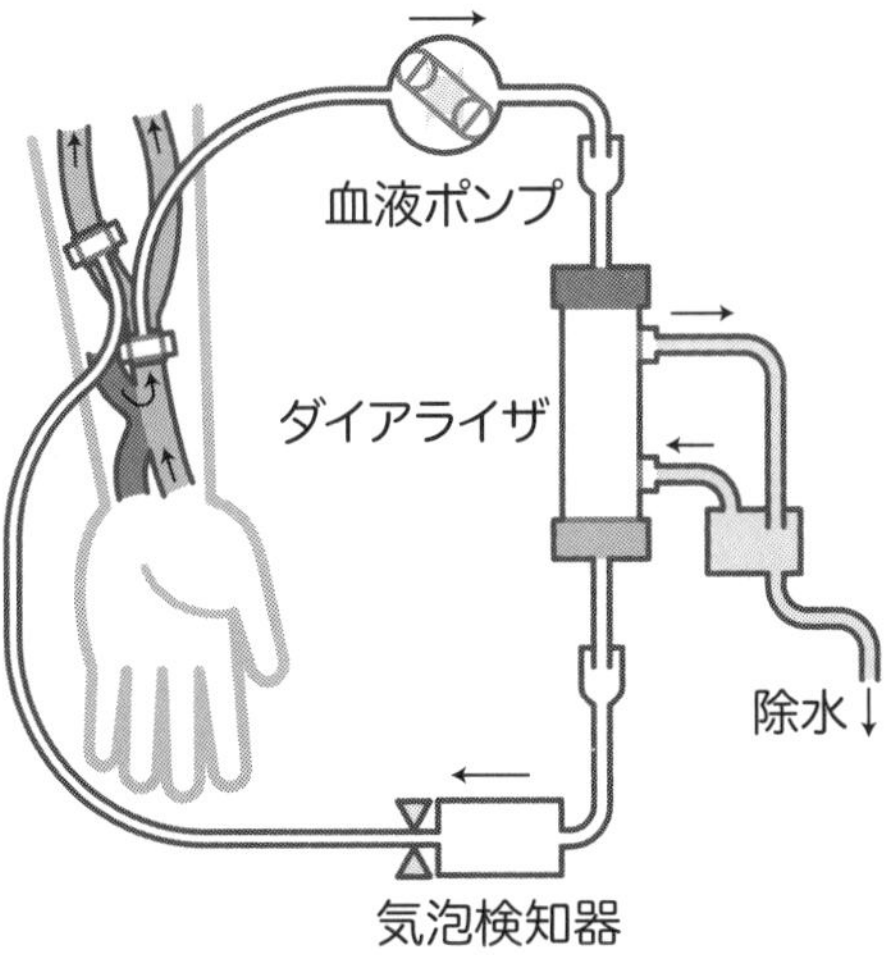

出典：日本人工臓器学会「人工腎臓」

血液透析療法では老廃物《ろうはいぶつ》を排出するため、ダイアライザーに1分間に200㎖の血液を通過させる必要があります。このとき動脈《どうみゃく》を勢いよく流れる血液を浄化《じょうか》して、静脈《じょうみゃく》に流す作業がおこなわれますが、そのためには**手首の動脈と静脈を結合する「シャント」**という手術が必要になります。

「シャント」は利《き》き腕でないほうの腕の手首でつくられ、透析ができるまでには手術のあと約2週間かかります。「シャント」は患者の命綱《いのちづな》ですから、ふだんから感染症をおこさないように注意し、重いものをもったり、腕時計をしたり、シャントの腕を下にして寝たりするのはタブーです。

透析では、老廃物と余分な水分だけでなく毒素も排出されるので、疲労感を軽くし、貧血を改善し、血圧を安定させるなどの作用があります。しかし一般には1日に3～5時間の透析を、週に3回うけなければなりません。しかも、その日は動きまわれません。

これは患者にとって、そうとうな負担になります。病院や専用施設に通わなければなりませんから、家族にとっても大きな負担になるでしょう。さらに患者は透析のたびに血液を流出させるやや太い針を腕に刺されるので、その痛みに耐えなければなりません。

血液透析療法にたいして「腹膜透析療法」は、患者の腹膜を使う透析方法です。この方法では、患者の腹部（腹腔《ふくくう》）に「カテーテル」というチューブを留置《りゅうち》し、**バッグにいれた透析液を約10分間**かけて注入します。

すると患者の血液中の老廃物や余分な水分が、腹膜の血管から透析液ににじみでてくるので、その廃液《はいえき》を廃液用のべつのバッグに回収します。この方法では、1日に3～5回透析液をいれかえる方式と、専用の機器を使って夜の睡眠中に自動的にいれかえる方式があり、おもに自宅で実施されます。

腹膜による透析は自由度が高く、高齢者でも自分で管理できれば便利な方法です。**血液透析よ**

り心臓の負担が少なく、のこった腎臓の働きを維持しやすいとされます。それでも腹膜の働きが少しずつ低下し、清潔さをたもたないと腹膜炎《ふくまくえん》をおこすことがあります。

●透析をうける人たちの平均寿命

透析《とうせき》をうける人たちの**最大の原因は、糖尿病により「慢性腎不全《まんせいじんふぜん》」になったこと**で、それが透析をうける理由の40％を占めます。糖尿病にいかに対応するかは、本書の「糖尿病」の項を読んでください。

つづく30％は「**免疫異常《めんえきいじょう》**」による「**慢性腎炎《まんせいじんえん》**」とされています。免役異常とは、ウイルスや細菌やがん細胞からからだをまもる免疫が異変をおこし、感染しやすくなったり、アレルギー反応をおこしたりすることです。

免疫異常による「自己免疫疾患《じこめんえきしっかん》」には、関節《かんせつ》リウマチ、バセドウ病、1型糖尿病、血管炎《けっかんえん》などが知られています。あとの10％が生活習慣病による「慢性腎不全」とされ、「高血圧」や「高脂血症《こうしけつしょう》」などが原因となります。

かつては透析をうけると顔色が悪くなり、皮ふにもおとろえが目立つようになって、短期間し

年齢	男性の透析患者の平均寿命	女性の透析患者の平均寿命
60	9.67（21.98）	11.31（27.49）
65	7.86（18.02）	9.04（23.04）
70	6.24（14.35）	7.11（18.75）
75	4.77（11.09）	5.67（14.72）
80	3.82　（8.26）	4.43（11.04）

透析した年数	2003年の生存患者数	2017年の生存患者数
1〜4年	117,116	152,416
5〜9年	56,169	79,590
10〜14年	26,710	40,397
15〜19年	14,463	22,239
20〜24年	8,992	15,536

透析した年数	2003年の生存人数	2017年の生存人数
10 年以上	56,161	89,305
25 年以上	5,996	14,133

か生きられないといわれました。しかし、いまでは透析医療が進歩したので、平均寿命がのびています。それでも**透析の開始時からの平均寿命は、一般人の半分程度と**されます。われわれはなんとか透析をうけないよう努力するしかありません。

男女の透析患者の平均寿命（カッコ内は一般人の平均寿命）を、年単位の表にすると上の表のようになりますが、これは2003年の**「日本透析医学会」**のデータをもとにしているので、いまではもっと長くなっています。

ちなみに、おなじ**「日本透析医学会」**

のデータで、2003年の生存患者数と2017年の生存患者数をくらべると、**寿命ののびた人たちが大幅にふえたこと**がわかります。右ページの表は「透析年数」と「透析年数を生きのびた人たち」の人数をあらわします。

また、透析で10年以上生存した人数と、25年以上生存した人数は右の表のとおりです。

透析をうける患者が年々増加していても、平均寿命が大幅にのびた人たちが多くなっていることがわかります。

●腎機能の低下では喫煙が発がんのリスクを高める

2023年5月、**名古屋大学大学院腎臓内科学**の倉沢史門氏と研究チームは、「**日本多施設共同コホート研究**」の5万5242人（年齢の中央値は57歳、女性は55%）の追跡データを活用して、**腎機能と発がんやがん死亡との関係、および危険因子**（喫煙、飲酒、食習慣、肥満など）の研究結果を発表しました。

透析を必要とする「**慢性腎不全**」患者は低栄養になり、**酸化《さんか》ストレスや炎症《えんしょう》などでがんにかか**

りやすいとされてきました。腎機能《じんきのう》が低下すると抗がん剤を標準量で使えなくなるし、がんと薬物療法のせいで腎機能がさらに低下するリスクがあります。

中央値で9・3年の追跡期間中に、4278人（7・7%）ががんにかかり、**腎機能が中程度に低下した患者の発がんのリスクがとくに高い傾向**がみられました。追跡期間中に亡くなった1600人（3%）のうち、半数の死因ががんでした。

発がんの危険因子を調査したチームは、**タバコと家族歴**が発がんに強く関係することを明らかにしました。

「タバコにふくまれる発がん物質が排泄《はいせつ》されずに体内に蓄積されるせいではないか」

と、倉沢氏はいっています。

いまは2人に1人が、がんにかかる時代です。9年間にがんで亡くなった人が5万5242人の死亡者のなかの約800人だとすれば、そんなに驚くほどではないかもしれません。しかし腎《じん》臓病《ぞうびょう》の患者は、タバコをはじめとする発がんを疑われる食品や嗜好品《しこうひん》とライフスタイルを、極力避けるようにすべきでしょう。

透析ではどんな問題がおこるか

透析《とうせき》がはじまると、**3日おきに1日に3～5時間も拘束《こうそく》され、体内から水分をいっきにぬきとられます。** このとき血圧が急激に低下し、血液の交換作業などで体力が少しずつ失われます。

さらに透析のあとは体調に乱れがでやすいので、からだを休めるようにして、夜も早めに眠るようにします。

透析をはじめたばかりのときは、**透析から12時間以内に頭痛、吐き気、嘔吐**がおこることがあります。透析で血液中の老廃物《ろうはいぶつ》が排出されても、脳には老廃物がのこりやすく、そのせいで以上のような症状がおこると考えられています。

1日にとる水分の量も制限されるので、塩分をとりすぎるとのどが渇きます。食生活も制限され、野菜を自由に食べることができなくなります。野菜全体にふくまれる「カリウム」は、透析患者では正常に代謝されないので体内にたまるいっぽうになり、最悪のばあいは心停止《しんていし》の原因になることもあります。

野菜を食べないと食物繊維が不足し、多くの患者が便秘《べんぴ》に苦しみます。そうでなくても、いろいろな合併症《がっぺいしょう》や腸内細菌叢《ちょうないさいきんそう》の乱れによって、透析患者は高い比率で便秘になります。新しい便秘治療薬は32年間も開発されなかったので、医療側は使える薬剤を限度内で大量に処方するしかありませんでした。

ところが2022年7月、「**第67回日本透析医学会**」で**福岡市の原三信病院**の腎臓内科部長・満生浩司氏が、慢性腎臓病患者と透析患者の便秘治療に3種の薬の有効性を報告しました。

それは慢性特発性便秘薬《まんせいとくはつせいべんぴやく》の「**ルビプロストン**」と、過敏性腸症候群《かびんせいちょうしょうこうぐん》の治療薬の「**リナクロチド**」と、胆汁《たんじゅう》トランスポーターという物質を阻害《そがい》する「**エロビキシバット**」という3種の薬でした。

満生氏はつぎのように説明しました。

「ルビプロストンで認められるような腸腎《ちょうじん》関連への介入は、慢性腎臓病患者や透析患者にたいする新規の治療効果として大いに期待される」

●透析の長期化による問題

透析期間が長くなると、「**感染症**」「**心血管系の合併症**」「**骨と関節の合併症**」などがおこります。

また「**シャントのトラブル**」もおこるでしょう。

腎不全《じんふぜん》になると、余分な水分や塩分がどうしても体内にたまって高血圧になり、それがつづくと血管が硬化します。透析患者ではカルシウムやリンの代謝《たいしゃ》バランスがくずれ、血管の石灰化《せっかいか》がおこって、これも動脈硬化の原因になります。

日本の透析患者の死因のうち、第1位の脳心血管《のうしんけっかん》の障害が約40%を占めるといわれます。

2022年1月、「**第55回日本成人病（生活習慣病）学会**」で、**順天堂大学保健看護学部**教授・濱田千江子氏は、日本の慢性血液透析患者を対象に「**スタチン**」の有効性を検討した試験結果を発表しました。

スタチンが脳心血管の病気のリスクを低くすることは報告されていましたが、慢性腎臓病患者にたいする効果は証明されていませんでした。教授は150の医療機関の905人の透析患者を対象に、通常の療法をうける患者と、通常の治療に「スタチン」の一種の「**ピタバスタチン**」を併用する患者を比較して検討しました。

「ピタバスタチン」は血中のコレステロール値を低くする薬で、コレステロール値が高ければ心臓発作や脳卒中に結びつきます。

24か月の調査の結果、「**ピタバスタチン」を投与した患者にはアクシデントの発生率が低く、**

生存率が高いことが証明されました。濱田教授はつぎのように結論しています。

「脂質代謝異常のある慢性血液透析患者にピタバスタチンを投与すると、心血管イベントの低減《ていげん》が期待できます」

ほとんどの透析患者で「**貧血**」がおこるのは、赤血球をつくる「造血《ぞうけつ》ホルモン」があまりできなくなるからとされ、貧血になると心臓の負担が重くなって心不全《しんふぜん》のリスクが高くなります。貧血の治療には一般に「造血《ぞうけつ》ホルモン剤」や「鉄剤《てつざい》」が使われます。

とくに高齢の透析患者では、腎機能を心配するあまり栄養不足になるケースがあります。

本書の「認知症」の項で、いくつもの総合栄養食品を紹介しましたので参考にしてください。なかでも「**オルニュート**」はアミノ酸（オルニチン、グルタミン）を補給《ほきゅう》し、患者を悩ます「褥瘡《じょくそう》（床ずれ）」を短期間に改善する効果があるとされます。

◆骨と関節の痛みの対処法

透析が長くつづくと骨がもろくなり、**骨や関節の痛みがでて、骨折のリスクも**ふえてきます。

これは食べ物からカルシウムを吸収するときに必要な「活性型ビタミンD」をつくる腎臓の働きが低下し、このため**カルシウムが不足**するからです。

腎臓《じんぞう》は血中の不要なリンを排出《はいしゅつ》しますが、機能が弱ると血中にリンがたまり、このリンがカルシウムと結合するので、ますますカルシウムが不足します。このため痛みを訴える透析患者がふえてきます。

鎮痛剤で一般に使われるのは「**NSAIDs**（エヌセイズ）」という非ステロイド系の鎮痛薬です。しかし「NSAIDs」は腎臓を悪くするから、透析患者には使うべきでないといわれてきました。

しかし排尿《はいにょう》できない患者では腎臓が機能していないので、通常の量の「NSAIDs」を使うことができます。ただ腹膜透析《ふくまくとうせき》の患者と排尿できる患者は除外されます。それでも「NSAIDs」を習慣的に使うと、消化器系の器官に傷がつき、出血するリスクがあります。

患者の肝臓《かんぞう》に問題がなければ、「NSAIDs」と作用の仕方がちがう「アセトアミノフェン」が使えます。炎症や痛みの原因となる「COX-2《コックスツー》」を阻害する「**選択的NSAIDs**」の使用も検討されます。

２０２１年12月の「**第36回日本臨床リウマチ学会**」で、**北海道大学大学院の免疫・代謝内科学教室**の加藤将氏は、関節リウマチの原因となる炎症性サイトカインのシグナル伝達を遮断《しゃだん》する「**ＪＡＫ阻害薬**」のうち、「**ペフィシチニブ**」の有用性を報告しました。

高齢者や腎機能障害者には「メトトレキサート」は使えませんが、「ペフィシチニブ」を選択できる可能性が示されました。これを透析患者に使えるかどうかわかりませんが、新しい可能性が開かれたといえるでしょう。

●全身のかゆみには亜鉛が有効か

透析患者が日常的に悩む合併症のひとつに「**からだのかゆみ**」があります。**患者の70％がかゆみを経験し、40％が強いかゆみに苦しむ**といわれます。日常的なかゆみは睡眠障害《すいみんしょうがい》などでＱＯＬを阻害《そがい》し、体力の低下を招いて生存率《せいぞんりつ》にも関係するので、軽視することはできません。

２０２２年９月、**鈴鹿医療科学大学薬学部**教授の大井一弥氏は「**日経メディカルワークス**」で、かゆみが全身におよぶ12年の透析歴のある患者（76歳）について報告しました。とくに針を刺す部分が透析後にかゆくなり、塗り薬や飲み薬には効果がないということでした。

透析患者の90%が全身性のドライスキンで、かゆい箇所をかくことから、かゆみはいっそう強まります。大井教授は**患者のかゆみに亜鉛《あえん》の欠如が関係する**といっています。亜鉛をふくむ食品やサプリメントで、かゆみが緩和《かんわ》されることが示唆されました。

透析時に使う針は17~19ゲージと太いので、痛みを緩和するのに一般には**リドカインテープ**が使われますが、貼ったりはがしたりするのでドライスキンが悪化します。教授はリドカインテープを使うときに、水分をふくませた脱脂綿で保《ほ》湿処置《しつしょち》をすると効果があるといっています。

2022年7月、「**第67回日本透析医学会**」で**東京慈恵会医科大学柏病院**病院長で臨床検査医学講座教授の吉田博氏は、糖尿病患者の腎障害に亜鉛不足が関係する可能性を示しました。「2型糖尿病患者」や「腎不全・透析患者」に亜鉛を投与すると、「血清《けっせい》ホモシステイン」の濃度が低下したという報告もあります。「ホモシステイン」はコレステロールや中性脂肪とおなじく動脈《どうみゃく》の老化をひきおこし、脳梗塞《のうこうそく》や心筋梗塞《しんきんこうそく》の原因になります。

●透析患者の死因の1位が「心不全」で2位が「感染症」

一般に腎《じん》不全《ふぜん》になると免疫力《めんえきりょく》が低下するので、透析患者はさまざまな感染症にかかりやすくなります。**「日本透析医学会統計調査委員会」**の資料では、透析患者の**第1位の死因が「心不全《しんふぜん》」**で、**第2位が「感染症」**とされています。

透析患者は感染症に弱いだけでなく、感染すると重症化《じゅうしょうか》しやすいのです。ふだんから手洗いやうがいをし、マスクをつけ、栄養不足にならないようにする、という一般的な注意をまもらなければなりません。

熱やせきがでたり、肌に異常がおきたり、排尿《はいにょう》に異常を感じたりすれば、すぐに治療をはじめることも重要です。

食欲のない時期がつづいたら、胃腸の働きが落ちているのかもしれません。それまでの薬を中止する必要があるかもしれず、こんなときは医師に相談して、早めに手をうつことが大切です。

透析治療を中止したいとき

透析患者の平均年齢は年々高くなっています。2010年には66・2歳でしたが、2020年には69・4歳と10年間に32歳も高くなりました。透析をはじめる年齢も、2022年には80歳以上が29％を占めています。

いちど透析をはじめると生涯つづけなければなりません。しかし高齢者と認知症や心臓病の患者には、透析が困難になる例が少なくありません。それでも**透析を途中でやめると2週間ほどで亡くなります。**はじめから透析しなかったばあいの生存期間は、数か月以上と予測されています。

２０２２年、「**日本医療研究開発機構（ＡＭＥＤ）研究班**」は、透析をしなかったり中止したりするときに必要な手順や、そのあとの注意事項をまとめたガイド「**保存的腎臓療法**」（ＣＫＭ）を発表した。

透析をやめれば体内に老廃物《ろうはいぶつ》や水分がたまり、息苦しさや倦怠感《けんたいかん》に襲われますが、それを緩和しようとする「ＣＫＭ」が欧米で一般化しているそうです。それは透析をせずに緩和ケアをうけて、自分らしく最期を迎える選択を援助しようとします。

「**ＣＫＭ**」は緩和ケアではありません。ポイントは（１）**患者と家族と医療チームで決定に合意する**、（２）**患者の価値観や意向を聞く**、（３）**透析をしない理由が解決不能かどうかを確認する**、などとなっています。重要なことは**透析を中止しても再開できる**ことです。

日本の４５１施設の調査では、透析をしない理由で、いちばん多いのは認知症で、つぎは腎臓《じんぞう》硬化症《こうかしょう》と糖尿病性腎症《とうにょうびょうせいじんしょう》でした。透析をしない決定では家族の提案がもっとも多く、透析の中止では医療側からの提案がもっとも多かったそうです。

欧米のある情報では、80歳以上の患者では透析をつづけても「CKM」を選んでも、生存期間に大きな差はなかったとされています。身体機能が低下した高齢者では、無理に透析をつづけると死期を早めるリスクがあるとされます。ここには透析をめぐる悩ましい問題があります。

第四章

治りにくい痛みのとり方

01 痛みについて知ろう

痛みの伝わり方と身体反応

痛みはからだの感覚器官《かんかくきかん》や内部組織《ないぶそしき》が感じとった異変を脳《のう》に伝える信号です。われわれの目、耳、鼻、舌、皮ふが感じとった現象や、痛み、けが、虫刺され、かぶれ、やけどなどと体内の異常はすべて脳でキャッチされます。

美しいものを見てたのしむのも、いい音楽を聴くのも、食べるものをおいしいと感じるのも、すべて脳の役割です。そればかりかものごとを判断するのも、なにかを好きになったり嫌いになったりするのも脳の働きです。

痛みを治すために痛みの正体をつきとめるには、痛みが脳に伝わる仕組みを知る必要があります。そこで痛みが脳に伝わる仕組みを考えてみましょう。

人には意志と無関係に働く「**自律神経**《じりつしんけい》」があり、心臓《しんぞう》などの身体器官《しんたいきかん》を動かし、呼吸や血圧を支配しています。自律神経には活動に関係する「**交感神経**《こうかんしんけい》」と、休息に関係する「**副交感神経**《ふくこうかんしんけい》」があることが知られています。

それとはべつに末梢神経《まつしょうしんけい》の「**体制神経系**《たいせいしんけいけい》」が全身にはりめぐらされていて、その毛細状《もうさいじょう》の「**感**《かん》**覚神経**《かくしんけい》」がからだの感覚器官が感じとる情報をいちいち脳に伝えます。

「体制神経系」には、からだの部分が感じとる痛みを脳に伝える「**感覚神経**《かんかくしんけい》」と、脳が処理した情報をからだの部分に伝えて調整する「**運動神経**《うんどうしんけい》」があります。

体制神経が伝える痛みは、**脊髄**《せきずい》**の神経線維**《しんけいせんい》を伝って指令センターの「**視床下部**《ししょうかぶ》」をとおり、脳に伝えられます。脳は痛みの種類によって異なる部分で感じとり反応します。

脳の反応は、まず「**中枢神経系**《ちゅうすうしんけいけい》」（脳と脊髄からなる神経系の一部）で合成《ごうせい》され、意欲や幸福感を高める「**ドパミン**」という**神経伝達物質**《しんけいでんたつぶっしつ》を分泌《ぶんぴつ》して、痛みを緩和《かんわ》しようとします。「ドパミン」は分泌されすぎると問題があるので、脳は「ドパミン」を調節する「**セロトニン**」や、「自律神経」を活動しやすくする「**ノルアドレナリン**」も分泌します。

この3つの神経伝達物質は「幸せホルモン」とも呼ばれ、脳が痛みに反応するメカニズムを担当します。

脳《のう》が呼吸や心臓血管系《しんぞうけっかんけい》の運動と、からだの個別の働きを担当するのにたいして、「視床下部《ししょうかぶ》」は「自律神経系《じりつしんけいけい》」と「内分泌系《ないぶんぴつけい》」を支配し、生命を維持する働きを総合的に調節します。のちに説明しますが、**「視床下部」は複雑な痛みにも深く関係**します。

脳はまた「4つ目の幸せホルモン」として、痛みを抑える神経伝達物質《しんけいでんたつぶっしつ》の「内因性《ないいんせい》エンドルフィン」を分泌《ぶんぴつ》します。「**エンドルフィン**」は「モルヒネ」とおなじ鎮静作用《ちんせいさよう》をしますが、「オピオイド」と呼ばれる鎮痛用の「医療麻薬《いりょうまやく》」が体外からとりいれられるのにたいして、「内因性エンドルフィン」は脳内で合成されます。

「内因性エンドルフィン」をうけとる受容体《じゅようたい》は、広く脳や脊髄《せきずい》から末梢神経《まっしょうしんけい》にまで張りめぐらされています。**からだは全身に痛みに対抗するガードシステム**をもっています。

◆自律神経の過剰反応

体制神経《たいせいしんけい》が痛みを感じると、反射的に自律神経が緊張して血管を収縮《しゅうしゅく》し、出血や炎症《えんしょう》を防御《ぼうぎょ》し

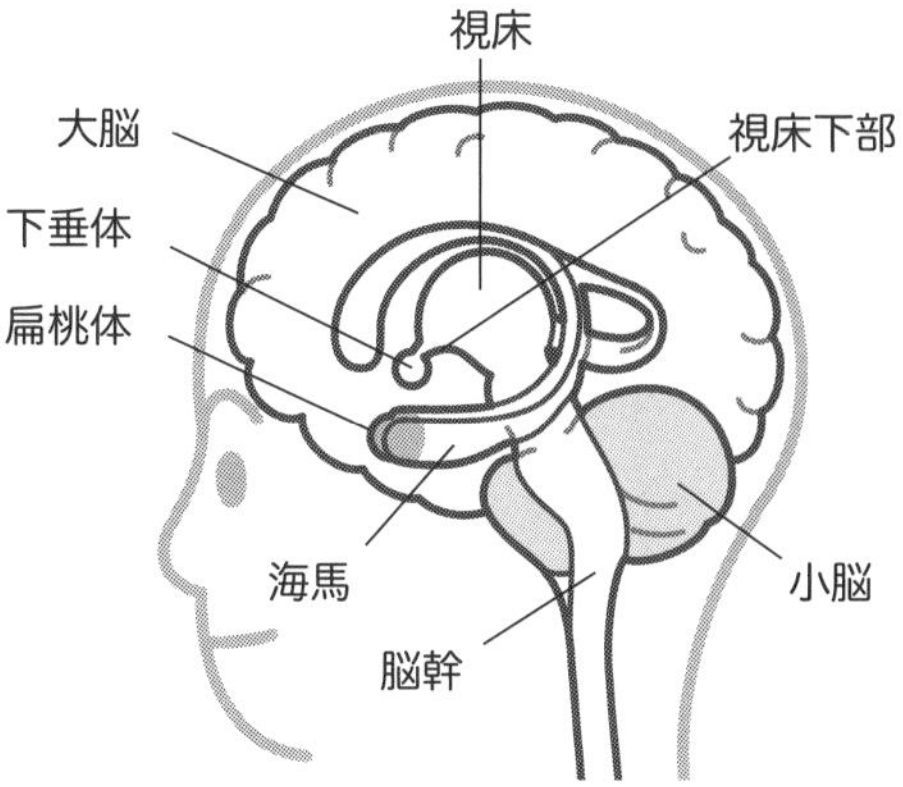

ようとします。すると血流が阻害《そがい》されて血圧が高くなり、呼吸数や心拍数《しんぱくすう》も増加します。**自律神経が過剰《かじょう》反応すると緊張状態がつづき、末梢神経も緊張しつづけて痛みが強く**なります。

自律神経が調子をくずすと痛い箇所に酸素も養分もいかなくなり、さらに痛みを増幅《ぞうふく》する物質が放出されるので、まわりの組織にさまざまな悪循環《あくじゅんかん》がおこります。こうして**原因のわからない痛み、頭痛、肩こり、背中の痛み、立ちくらみ、耳鳴り**のような不調がおこり、これらの症状は患者のストレスのもとになります。

東京慈恵会医科大学の痛み脳科学センター長の加藤総夫氏は、原因のわからない慢性疼痛《まんせいとうつう》の原因のひとつに、ストレス、不安、恐怖に関連した「扁桃体《へんとうたい》」の活動が関係するといっています。

脳のこの部位を「扁桃体」と呼ぶのは、かたちがアーモンドに似ているからで、感情、直感、恐怖、記憶などの処理に関係しますが、**3か月以上つづく痛みにも関係**するとされます。約20％の患者がこの痛みをもち、70％が治療に不満をもつそうです。

「ペインクリニック」は痛みをとるだけでなく、痛みを増幅《ぞうふく》して長引かせる根本原因に立ちいって治療し、からだが自然に治ろうとする「自己治癒能力《じこちゆのうりょく》」を生かそうとします。それは人間本来の力を発揮させようとする医療技術です。

●腰痛、肩こり、ひざの痛みには日本人の90％がかかる

痛みの専門医は日本人の大半が、からだのどこかに痛みをもつといっています。ことばをかえれば、年齢に関係なく**90％の日本人**が程度の差はあっても、からだのどこかに痛みをもつことになりますが、これは驚くべきことではないでしょうか。

手近なデータでは、**いちばん多いのは「腰痛《ようつう》」で、つぎが「肩こり」と「ひざ痛」**とされます。足腰に痛みをもつ人が多いことは、町にでてみれば杖をついたり足を引きずったり、車イスに乗ったりしている人が多いので、だれにでもわかる現象でしょう。

腰痛に関する全国調査の結果

	男性	女性
20歳代	37.9%	37.9%
30歳代	49.5%	47.8%
40歳代	61.8%	50.2%
50歳代	64.7%	58.7%
60歳代	60.1%	50.2%
70歳代	60.0%	59.3%

たとえば2019年の**厚労省の「国民生活基礎調査」**と「**日本ペインクリニック学会**」の1000人あたりのデータを総人口に換算すれば、日本人の**腰痛は2100万人**で、**男性が920万人、女性が1180万人**になります。なんと総人口の20%です。

骨の老化は20代からはじまるとされます。2003年の**日本整形外科学会プロジェクト委員会の「腰痛に関する全国調査」**によれば、治療を必要とするほどの腰痛は、男女ともに20代からはじまります。それを数字で見てみましょう。

●腰痛に関する全国調査の結果

上の表の数字をみると、**男性では40代から70代までがそれぞれ60%を占め、女性では40代から70代までがそれぞれ50%を占めます。**この4世代の半分以上が、おなじように治療が必要な腰痛にかかっているわけです。これは10年まえのデータですが、事情はいまもかわっていないでしょう。

専門医は日本人の90％（10人のうち9人）が生涯に「腰痛」を経験するといっています。そうすると腰痛は哺乳類《ほにゅうるい》に生れた人間の宿命《しゅくめい》というべき病気でしょう。解剖学《かいぼうがく》の定義では、人類は「直立二足歩行《ちょくりつにそくほこう》をする霊長類《れいちょうるい》」です。

無責任な人間はなんの根拠もないのに、人間は立ちあがってから歴史が浅いから腰痛になるのだといっています。こんなことをいう人間はアフリカの樹上棲《じゅじょうせい》のサルの一部が地上に降りたったのが、650万～700万年前だったことを知らないらしいのです。

痛みの専門家のなかにも、腰痛《ようつう》は二本足で立っている人間の宿命だと無責任なことをいう人種がいます。動物園にいけば、年老いた四足歩行《しそくほこう》の動物たちが不自由そうに歩いている様子がわかります。動物たちが痛がっているかどうかわかりませんが、足腰《あしこし》の衰えを感じていることは明らかでしょう。つまり足腰の衰えはカエルやトカゲより長生きする哺乳類《ほにゅうるい》一般の特性です。

●ほとんどが手軽な治療法を選ぶ

データを調べて驚くのは腰痛の85％が「非特異的《ひとくいてき》」、つまり画像診断《がぞうしんだん》でも原因がわからないことです。**原因がわかるのは15％にすぎず、腰痛にはデリケートな複雑な原因が作用**するのでしょう。

それでは腰の痛い人たちは、どうしているのでしょうか。（1）**47・7％の人たちが整体・整骨・接骨院にいき、**（2）**おなじく47・7％の人たちが地域の整形外科**にいっています。つまり半分近い患者が手っとり早い治療法を選んでいることがわかります。

そのつぎの（3）**22・5％がマッサージ**にいき、（4）**19・3％が針灸《しんきゅう》**にいっているとされます。いずれも痛みをそれほど深刻に考えず、通いやすい手近な施設に気軽に頼っていることがわかります。たしかに痛みはＱＯＬ（生活の質）を低下させますが、重症にならなければ命にかかわることはありません。

それ以外の半数以上の人たちはどこにも治療にいっていません。それでもなにもしていないわけでなく、鎮痛剤《ちんつうざい》を飲んだり、湿布《しっぷ》薬《やく》を貼ったり、風呂に薬用入浴剤《やくようにゅうよくざい》をいれたりしているのでしょう。あるいは筋《きん》トレやストレッチをしているのかもしれません。

ここでつけたしておきたいのは、**腰痛は骨や神経の機能低下《きのうていか》や、筋肉の力の低下によっておこ**

ることです。専門医のなかには、腰痛を肩こりとおなじ筋肉のこりだという人がいます。いちばんの原因は、長時間のすわりっぱなしのような筋肉の持続的負担《じぞくてきふたん》です。この負担によって機能の低下した筋肉は硬化《こうか》し、それが腰痛の原因になります。

腰痛を避けるには長時間すわりつづけず、ときどき立ちあがることと、**腹筋《ふっきん》と背筋《はいきん》**（これらを「体幹筋《たいかんきん》」といいます）**を強化すること**が大切です。

痛みが治れば問題はありませんが、上にあげた（１）から（４）までの治療法の多くは、痛みが一時的にとれても、ぶり返すところに難点があります。整形外科にしてもリハビリや牽引《けんいん》が中心ですから、痛みはなかなか完全にはとれないでしょう。

不完全な状態にしておくと将来に禍根《かこん》をのこし、さらに痛くなってつづくかもしれません。「**日本ペインクリニック学会**」**は日本人の80％以上が、からだのどこかに慢性の痛みをもって暮らしている**といっています。痛みを完全に治さないのは、望ましくない生活態度だといえるでしょう。

１９５０年代以前の日本の高齢者たちは、からだのどこかに重い痛みを抱えながら、

「からだが痛いのは生きている証拠じゃ、ありがたい、ありがたい」

と治しようのない痛みのなかでも、それを逆手にとって生きる喜びに結びつけようとしていま

した。しかし、いまは時代がちがいます。われわれは考え方をかえなければならないでしょう。

●女性に多い「肩こり」と「関節痛」

「腰痛」につづいて、日本人の痛みの2位と3位を占める「**肩こり**」とひざや手の「**関節痛**《かんせつつう》」をみてみましょう。

肩こりでは男性が600万人、女性が1250万人で合計1850万人もいて、**関節痛では男性が42万人、女性が70万人で合計112万人**と、いずれも女性のほうが多くなっています。

「ひざ痛」のほうは「**2020年の年代別の統計**」では、次ページのように男性と女性がほぼ匹敵していました。

女性には40代から50代になると、朝起きたときに手の指にこわばりを感じる人がでてきます。指を曲げにくかったり、しびれたりするかもしれません。これは女性ホルモンの「**エストロゲン**」の低下によるとされ、肩こりと関節痛もおなじ事情のようです。

エストロゲンの多彩な働きのなかには、痛みを抑える作用もあります。これは出産を経験する

2020年の年代別のひざ痛の統計

	男性	女性
50歳代	26.0%	21.4%
60歳代	55.0%	52.4%
70歳代	13.0%	4.7%

女性にそなわった特質のようですが、エストロゲンは生理がおわったあとから、つぎの排卵日の直前まで盛んに分泌されます。しかし**閉経後《へいけいご》には、この作用がなくなる**ので、肩こりや関節痛のような痛みを感じるようになるといわれます。

●痛みの治療を打ち切るタイミング

われわれは痛みと痛みの治療法を考えなおすときにきています。痛みの治療に選んだ治療先で、一月たってもたいした変化がないか、一時的に治ってもまたぶり返すようでは、それ以上つづける意味がありません。

いわんや3か月たっても痛みがとれないのに、どうしてそれ以上つづける意味があるのでしょうか。**痛む箇所は時間がたてばたつほど治りにくくなる**ので、通いやすいとか治療費が安いとかといった安易な理由で、だらだらとつづけるべきではありません。加齢とともに痛みがますます重くなることも考える必要があります。

考えてみたいのは、**痛みのなかに大きくわけて2つの種類があることです。1つはリハビリで治る痛みで、もう1つはリハビリで治らない痛み**です。リハビリで治る痛みなら、上にあげた（1）から（4）までの治療法でいいかもしれません。

しかし、**リハビリでは治らない全身のさまざまな箇所の痛みの治療には、**「ペインクリニック」を選ぶことを常識にしたいのです。ペインクリニックは**科学的・医学的な方法で、長引きそうな痛みを根本的にとりのぞく**ことを目的とします。

整形外科にいくら通っても、痛みのとれない人たちがいます。それはリハビリや鎮痛剤《ちんつうざい》の使用では治らない痛みだからです。そのかわり整形外科には、組織や器官の痛みを外科手術や人工骨《じんこうこつ》との置換《ちかん》によって解決する方法があります。つまり**整形外科は手術が必要なときに考える必要のある医療部門**です。

いまは、がんの治療法だけでなく、あらゆる医療が遺伝子《いでんし》変異《へんい》のレベルまで掘りさげられ、かつては想像もできなかったレベルに達しています。痛みを単純に考えて効果のない治療法を選んだり、つづけたりする時代でないことを自覚しましょう。

02

さまざまな痛みを根本的に解消する「ペインクリニック」

●麻酔技術から生まれた「ペインクリニック」

麻酔《ますい》という医療技術は、4500年まえのメソポタミア南部ではじまったとされます。人類の文明史とおなじくらい長い歴史をもつこの技術に、ヨーロッパで1850年代にはじめて着目したのは、ウィーンにいた精神分析の創始者ジークムント・フロイトでした。

日本では花岡青洲《はなおかせいしゅう》が世界ではじめて乳がんの手術に全身麻酔《ぜんしんますい》を使ったのは、それより50年も早い1804年でした。かれは乳がんの手術を150例もこなしたそうです。

19世紀半ばから使われるようになった麻酔は、最初は拙《つたな》い技法で、外科手術《げかしゅじゅつ》の失敗の多くは麻酔技術の失敗でした。いまでは外科手術にほとんど失敗がないのは、麻酔技術の進歩によっています。**ペインクリニックは進歩した麻酔技術から生まれました。**

ペインクリニックはアメリカで誕生した医療分野です。**ユタ大学の麻酔科**で学んだ**奈良県立医科大学整形外科教室**の初代教授・恩地裕氏が、1961年に**奈良医大の附属病院の外来**ではじめたのが日本最初だったとされています。

東京大学医学部麻酔科の若林文吾氏が奈良医大のペインクリニックを見学し、翌1962年に**東大病院**に治療施設を設置しました。この分野は新しく、いまだに麻酔科から独立していないように、医師にも一般人にも広く知られる機会がありませんでした。

「ペインクリニック」の実際

まず筆者自身の体験を書くことにします。筆者は現在、88歳の高齢者ですが、2010年に75歳になったときから4年間、腰痛《ようつう》に苦しみました。それまでの35年間、全国のがん患者を相手に無償で適切な治療法を提案したり、能力のある医師を紹介したりしてきましたが、足腰の痛みについては知識がありませんでした。

そこで幅広く整体、指圧、マッサージ、カイロプラクティックなどに通いましたが、思わしい成果があがりませんでした。とくに整形外科は牽引《けんいん》やリハビリをして鎮痛剤《ちんつうざい》をくれるだけで、これじゃ治るはずがないとしか思えませんでした。

現役中の筆者は出版社で週刊誌の編集の仕事をしていました。在職中からフランス語と英語の翻訳をしたり、原稿を書いたりしていたので、すわり机に長い時間むかって、ときには10時間から12時間もパソコンをうってきました。治療者から、そのような仕事ぶりが腰痛の原因になったのだといわれました。

寝たきりの生活を覚悟した

5年目になった79歳の1月、急に家のなかも歩けなくなり、トイレにもいけなくなりました。もっぱらシビンを使い、トイレには家人の肩につかまっていくしまつで、これでは車イスと寝たきりの生活になると覚悟するしかありませんでした。

そこで家族の助言をうけ、近くの**順天堂練馬病院の麻酔科ペインクリニック**につれていってもらいました。日本ペインクリニック学会の理事を務められている田邊豊先生がおられたので、先生を目当てにしていったのです。

病院の待合場所にいると、足腰の痛い患者のほかに、いろいろな患者がいることがわかりました。朝起きると胸が痛くて呼吸もしにくいという「帯状疱疹《たいじょうほうしん》」の後遺症《こういしょう》の患者がいて、帯状疱疹がそんなにたいへんだとは知らなかったので驚きました。

「五十肩《ごじゅうかた》」の痛みで腕が動かなくなった人や、原因のわからない痛みの治療をうけにきている人や、「外科手術《げかしゅじゅつ》」のあとの痛みをとってもらいにきている人もいました。外科医はまず患部の切除《せつじょ》を優先しますから、術後の痛みまで考えることは少ないのでしょう。

順番がきて田邊先生の診察をうけました。すでに腰の画像撮影をすませていたので、先生は画像をみながら説明されました。ペインクリニック外来では、急性期《きゅうせいき》や慢性期《まんせいき》の痛みに「**神経《しんけい》ブロック療法《りょうほう》**」を中心にして薬物療法《やくぶつりょうほう》とリハビリ療法などをくわえ、体系的・総合的な治療をするということでした。

「神経ブロック療法」がペインクリニックの中心

田邊先生は、

「神経ブロックというのは、**痛みの原因となっている神経や神経のかたまりに、局所麻酔薬《きょくしょますいやく》などを注射して痛みをやわらげる治療法**です。末梢血管《まっしょうけつかん》を広げて、炎症《えんしょう》をおこしている箇所の血流をよくし、酸素や養分がいくようにします。痛みをやわらげる薬や、中枢神経《ちゅうすうしんけい》に作用して興奮しすぎている神経をしずめる薬を使うこともあります」

と説明されました。腰の痛みは肩こりとおなじく、腰の筋肉のこりだという治療者のことばが思いだされました。田邊先生は、

「体幹筋《たいかんきん》を強くすると腰の痛みは自然に治ります。体幹筋が弱いほど腰痛は悪化します」

といわれ、自宅でできる何種かのリハビリ運動を図で示した印刷物をくださいました。**体幹筋というのは背中と腹部の筋肉**のことでした。

この指摘は非常に重要だと思われました。２０１９年に**大阪市立大学大学院の整形外科グループ**は、体幹筋の量と腰痛の関係を報告して「**国際腰椎《ようつい》学会**」の優秀論文賞を授賞しています。

そのあと移った広い処置室には、カーテンで仕切られたいくつものベッドが並んでいました。診察室では田邊先生の横に若い先生がいましたが、処置室に移ったとき、若い先生は権藤栄蔵先生だったことがわかりました。

指示されたとおり、ズボンとパンツをさげて背中と腰を露出し、指定されたベッドに横になっ

て寝ていると看護師さんがきて、さらにパンツをさげて準備をされました。孫より若い女性にパンツをさげられたのははじめての経験でしたが、腰のブロック注射が怖くて感激している余裕がありませんでした。

権藤先生がきて、背中と腰を広く2度も消毒されました。いよいよ注射になったとき、「そんなに痛くないから緊張しないでください」

といわれましたが、腰椎のあいだに注射をするということだったので、ひどく怖い思いをしました。横に寝てからだを丸め、注射の瞬間を待ちました。

いざ腰に注射針が刺されたときに痛みはほとんどありませんでした。腕から採血されるときにもチクリとする痛みがありますが、それとおなじくらいの痛みしかなかったので心の底からほっとしました。

注射の最中に、患部に薬液《やくえき》が広がっていくのが感じとれましたが、痛いとは思いませんでした。注射はあっという間にすみましたが、局所麻酔剤《きょくしょますいざい》が使われているので30分間ベッドで仰向けになって寝ていました。

見慣れない機器があるので聞いてみると、**「スーパーライザー」**という**「近赤外線照射装置《きんせきがいせんしょうしゃそうち》」**

でした。ペインクリニックでは症状に応じて、神経に熱をくわえて痛みを緩和《かんわ》する「高周波熱凝固療法《こうしゅうはねつぎょうこりょうほう》」や、脊髄《せきずい》を電気で刺激して痛みをやわらげ、血流をよくする「硬膜外脊髄刺激電極療法《こうまくがいせきずいしげきでんきょくりょうほう》」などを使うという説明でした。

ベッドで寝ているあいだに、看護師さんが15分ごとにきて、血圧を2度にわたって測定されました。ブロック注射をすると血圧が急速にさがるので、用心のために測定するということでした。

血圧測定のあと、看護師さんに手助けしてもらって起きあがり、なにかにつかまりながらヨチヨチと歩いて待合所にもどり、家人に支払いをすませてもらってから帰宅しました。「神経《しんけい》ブロック注射《ちゅうしゃ》」をふくめた医療費は8000円前後でした。

●トイレにもいけなかったのに

こうして週に1度の病院がよいがはじまりました。田邊先生の診察をうけ、痛みのぐあいを伝えて先生の説明を聞いてから、権藤先生にブロック注射をうってもらう治療がつづきました。ときには女性の医師に注射されることもありましたが、やはり痛くはありませんでした。

待合所で女性患者から、権藤先生は注射がうまいから痛くないのだと聞きました。そこで権藤

先生に、どうすると痛くない注射ができるのですかと聞くと、

「ぼくは特別なことをなにもしていませんけどね」

という答えでした。しかし先生は注射をするとき、針を刺す個所をゴム手袋の指で慎重に定められるので、なにも工夫をされていないとは思えませんでした。


最初は注射が効いているかどうかわかりませんでしたが、注射の回数がふえるたびに少しずつ痛みが薄れるのがわかりました。ブロック注射のあと、自力でベッドから起きあがれなかったのに、回数がすすむにつれ自力《じりょく》で起きあがれるようになりました。


田邊先生は患者を思いやる尊敬すべき医師で、帰りぎわに、

「きょうは寒いですから、気をつけて帰ってくださいね」

というような心遣《こころづか》いをされました。そんなことをいう医師には会ったことがなかったので、なんという人間性の豊かな医療者だろうと感激しました。


まだ腰痛《ようつう》があったので、家ではあまりリハビリをしませんでした。散歩はするようにしましたが、途中でなんども休まなければならなかったので、ついには散歩にもいかなくなりました。

そうこうするうちに6月になりました。神経《しんけい》ブロック注射《ちゅうしゃ》をはじめてから半年たっていました。1月には自宅のトイレにもいけなかったのに、なにかにつかまらなくても歩けるようになりました。田邊先生には、

「寝たきりの生活を覚悟していたのに、ここまでこられました。先生のおかげです。ほんとうにありがとうございました」

と心からお礼をいうことができました。

そのあとの注射は2週ごとのペースになり、さらに6か月間通院しました。1年たったとき、もう注射をうつ必要がないといわれました。

そのころは完全にふつうに歩けるようになっていました。1年前には車イスと寝たきりの生活を覚悟したことを思うと夢のようで、現代医療のありがたさが身にしみました。

4年間も治療法の決定打のない無駄足をふんで、とことん悪くしてから通院したので、治療にほぼ1年かかりましたが、もっと早くペインクリニックにいっていれば、ずっと早く治っていたのにと思われました。

親しい編集者が室内運動用に使えるからと、糖尿病の項で説明した「3D《さんディ》振動器《しんどうき》」を教えてくれました。わずか1万円の製品で、われわれはこれを「ブルブル」と呼んでいますが、上に立って15分間ゆすられていると、足腰の痛みと肩こりまでとれて、足腰が強くなるのがわかりました。

03

「ペインクリニック」という治療法

「ペインクリニック」の広い治療範囲

順天堂練馬病院の治療法もふくめて、「**ペインクリニック**」一般について説明することにします。

現在、この治療法は大病院だけでなく、全国の開業医やペインクリニックの病院で広く実施されており、技術も設備もしっかりした数多くの施設があります。

重い痛み、長引く痛み、複雑な痛みには、文句なしにペインクリニックの受診を勧めます。とくに**治りにくい長引く痛みと原因がわからない痛み**のときは、ペインクリニックが最適の治療法になります。

痛みに苦しむ患者は、原因がわからなければ治療先をかえるしかありませんから、いくつかのセクションの診察をつぎつぎと受けることになります。しかし原因がわからないのですから、治療のしようがありません。たいていは「自律神経失調症《じりつしんけいしっちょうしょう》」と診断され、「どこも悪くないですから、しばらく様子をみることにしましょう」といわれるか、「ビタミンB12とビタミンD」か「抗不安薬《こうふあんやく》」か「睡眠薬《すいみんやく》」を処方される程度でしょう。そんなものでは治りっこないので、患者はさらにあせります。しまいには「うつ状態」になったりするので精神科を紹介されることもあります。

そんなときは迷わずに「ペインクリニック」にいくことです。専門医は「**星状神経節《せいじょうしんけいせつ》ブロック**」という方法などで、確実に治してくれるでしょう。ペインクリニックは局部の痛みを治すだけでなく、痛みの原因の症状をつきとめて全体を治療するので、**根源的・総合的なダイナミックな治療法**だということができます。

すでに説明したように、**日本人の２１００万人が腰痛をもち、そのうちの85％の原因がわからない**とされるので、腰痛だけとりあげても治療方法は単純ではありません。まして慢性《まんせい》の痛みや心因性《しんいんせい》の複雑な痛みも少なくないのですから、治療側も多様な治療方法を使うしかありません。

現在の「ペインクリニック」の治療方法は、さまざまな痛みを解消するために、多彩なレパー

日本ペインクリニック学会／神経ブロックの適応疾患

硬膜外ブロック（頸部、胸部、腰部、仙骨）

帯状疱疹、帯状疱疹後神経痛、腰下肢痛、椎間板ヘルニア、血流障害、術後瘢痕疼痛症候群、がん性疼痛など

交感神経ブロック（胸部交感神経節、星状神経節、腰部交感神経節）

四肢血流障害、複合性局所疼痛症候群、帯状疱疹、帯状疱疹後神経痛など

神経根ブロック

頸部、腰背部痛、下肢痛など

三叉神経ブロック

三叉神経痛（特発性、症候性：がん性疼痛）

椎間関節ブロック

椎間関節に由来する腰痛症

肋間神経ブロック

肋間神経痛

内臓神経ブロック（腹腔神経叢ブロック）

がん性疼痛（上腹部悪性腫瘍による）、慢性膵炎

上下腹神経叢ブロック

直腸、膀胱、子宮由来の痛み、がん性疼痛

下腸管膜動脈神経叢ブロック

左下腹部内臓痛（ガン性疼痛）

くも膜下フェノールブロック

ガン性疼痛（頸部～仙骨部）

トリーをもっています。治療方法を中心に実体の一部を説明することにします。

●「神経《しんけい》ブロック」という治療法

「神経《しんけい》ブロック」とは名まえのとおり、患部や患部のまわりの神経の伝達機能《でんたつきのう》を一時的にブロック（阻止《そし》）し、痛みを感じなくする方法で、使われるのは「局所麻酔薬《きょくしょますいやく》」です。治療には副作用がなく、時間がたてば麻酔がさめてもとの状態にもどりますが、薬の種類や濃度をかえたり、2種の薬を使ったりして強度や麻酔時間を調節します。

「局所麻酔薬」は「**リドカイン**」「**メピバカイン**」などで、ブロックするのは（1）「**知覚神経《ちかくしんけい》**」、（2）「**交感神経《こうかんしんけい》**」、（3）「**運動神経《うんどうしんけい》**」です。「**知覚神経」をブロックすれば痛みがとれ、「交感神経」をブロックすれば血行がよくなって痛みの悪循環を断ち切り、「運動神経」をブロックすると局所の筋肉がゆるんで炎症が改善**されます。

神経ブロックと痛みの関係の一部を理解するために、「**日本ペインクリニック学会**」の「**神経ブロックの適応疾患**」というリストを引用しておきましょう。

以下に、この3つの系統の神経ブロックの方法について説明します。

●「知覚神経ブロック」の実際

「**知覚神経ブロック**」には粘膜《ねんまく》に局所麻酔薬《きょくしょますいやく》を塗って痛みをとる方法もありますが、痛む箇所に細い注射針を使って注射をするのが基本です。この方法には注射をする箇所によって、いろいろな名称があり、もっともよく使われるのは「**トリガーポイント注射**」「**硬膜外《こうまくがい》ブロック**」「**星状神《せいじょうし》経節《んけいせつ》ブロック**」です。

●痛みの中心にする「トリガーポイント注射」

痛む個所が限定されていて、はっきりしているときは「**トリガーポイント注射**」、つまり「**ねらいをつけた痛みの発生源**」に注射します。これは筋肉のこった個所や過敏になった個所に、じかに少量の局所麻酔薬を注入する方法です。

「**トリガーポイント注射**」は「神経ブロック」ではないので、「注射」という名まえをつけられていますが、なにしろ痛みがはっきりしている箇所にうつのですから、効果が直接的で、患者の痛みが劇的にとれるところが大きなメリットです。

外傷による痛み、「肩こり、筋肉や筋膜《きんまく》（筋肉や内臓をつつむコラーゲンを主体とする膜）が緊張した箇所、線維筋痛症《せんいきんつうしょう》、椎間板《ついかんばん》ヘルニア、脊柱管狭窄症《せきちゅうかんきょうさくしょう》などが対象になります。

線維筋痛症の「線維筋」とは、骨格を動かす「骨格筋《こっかくきん》」をつくる細長い筋線維《きんせんい》のことで、この症状ではズキズキする激しい痛みがくり返し全身を襲います。原因が中枢神経系《ちゅうすうしんけいけい》にあるとされ、痛みのでる箇所によってトリガーポイントがかわります。**この痛みは鎮痛薬やマッサージのような物理的療法ではとれないので、ペインクリニックの出番**です。

ここで人間の背骨をとおっている「脊髄神経《せきずいしんけい》」を説明しておきましょう。脊髄神経は上から順番に、(1)**頸神経《けいしんけい》**(8対)、(2)**胸神経《きょうしんけい》**(12対)、(3)**腰神経《ようしんけい》**(5対)、(4)**仙骨神経《せんこつしんけい》**(5対)、(5)**尾骨神経《びこつしんけい》**(1対)と、左右に合計31対並んでいます。医学生は脊髄神経の数を「ハイニゴゴイチ」とおぼえます。

「腰神経」がとおっている5個の「腰椎《ようつい》」のあいだには、ほかの椎骨《ついこつ》とおなじく「椎間板《ついかんばん》」というクッションの役割をするゼリー状の組織があります。

「**椎間板ヘルニア**」は、**腰椎の椎間板にヒビがはいってゼリー状の組織の一部がとびだし、神経を圧迫**することでおこります。

「椎間板ヘルニア」は10代から20代の若者から中高年にかけて発生し、腰痛がおこって尻から足がしびれるようになります。喫煙、仕事の不満、不安、うつ、ストレスが原因とされ、多くは6か月程度で治りますが、「トリガーポイント注射」はすぐに痛みを解消します。慢性のストレスが原因のときは、神経科と連携して治療することもあります。

「脊柱管狭窄症《せきちゅうかんきょうさくしょう》」のほうの「脊柱管」というのは、椎骨のなかをトンネルのようにとおっている神経のパイプのことで、**痛みは腰椎のこのパイプが狭くなって神経を圧迫**することでおこります。40代後半からはじまり、じっとしていれば症状はでませんが、立ったり歩いたりすると足に痛みやしびれがでて、長く歩くことができません。

つまり筋肉、骨、関節の動きが阻害され、日常生活が不便になります。これが重くなると介護が必要になるので根本的な治療が欠かせません。これも「トリガーポイント注射」が得意とする分野です。

◆根本的に痛みをとる「硬膜外ブロック」

「硬膜《こうまく》」というのは、背中から尻までの「脊髄《せきずい》」の外側をつつんでいる膜のことで、「**硬膜外ブロッ**

ク」とはこの脊髄の外側の空間に局所麻酔薬を注入する方法です。脊髄にじかに注射はしませんが、局所麻酔薬は脊髄からでている「神経根《しんけいこん》」にしっかりしみこみます。

使用する薬は「**リドカイン**」や「**メピバカイン**」で、年齢や全身の状態で薬の量を使いわけ、症状が重いときは**少量のステロイドを配合**します。

治療対象は「**脊柱管狭窄症**《せきちゅうかんきょうさくしょう》」「**腰部脊柱内狭窄症**《ようぶせきちゅうないきょうさくしょう》」「**すべり症**」「**ぎっくり腰**」などの「急性《きゅうせい》腰椎症《ようついしょう》」などです。肩、腕、手の痛みでは、椅子にすわった患者の首のつけ根から脊髄神経《せきずいしんけい》に局所麻酔注射をし、腰、尻、足の痛みでは横に寝た患者の腰椎《ようつい》の下の仙骨《せんこつ》に注射をします。

「**ぎっくり腰**」は急におこる身動きができないほどの痛みで、欧米では「魔女の一撃」といわれます。激しい運動のときより、10代から20代にかけて顔を洗ったり腰をかがめたりする軽い動作でおこります。たいてい1~2回のペインクリニックで治るでしょう。

「**すべり症**」は腰椎がちょっとずれて脊柱管が狭くなり、主として高齢者の腰に痛みがでる症状です。第4腰椎や第5腰椎におこることが多いとされ、これもペインクリニックの得意分野です。

●交感神経をブロックする「星状神経節ブロック」

「星状神経節《せいじょうしんけいせつ》」とは、首の左右にある長さ3センチの交感神経《こうかんしんけい》の合流点です。「星状神経節ブロック」は名まえのとおり、この個所に局所麻酔薬を注入して、さまざまな長引く痛みをブロックします。

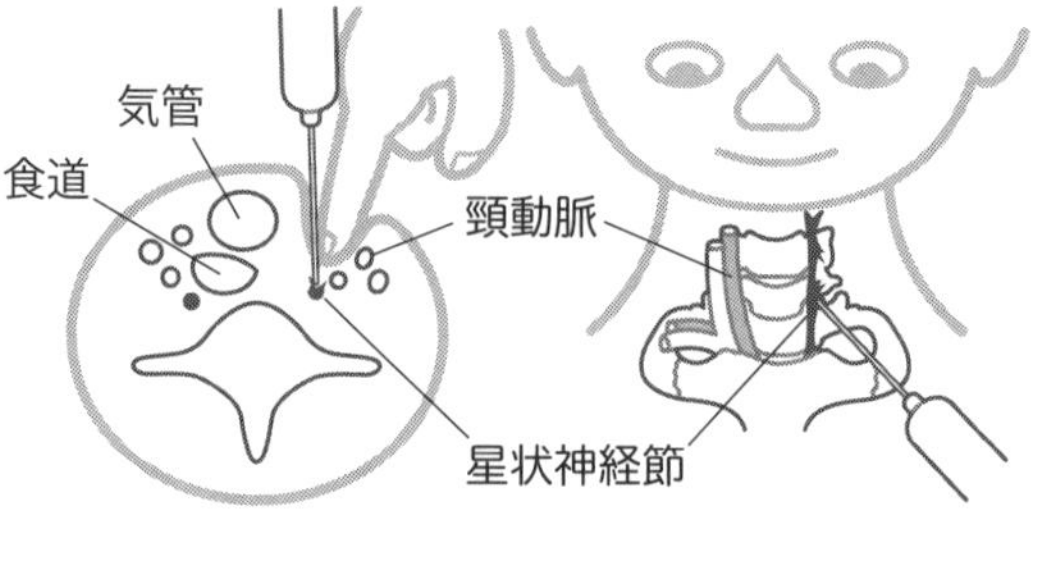

すでに説明したように、「視床下部《ししょうかぶ》」が支配する知覚神経《ちかくしんけい》と交感神《こうかんしん》経《けい》は、密接に関係しながら全身に張りめぐらされています。**交感神経は直接的な痛みと同時に、全身の長引く痛みに関係**します。

ペインクリニックは「**知覚神経ブロック**」**で痛みをとり**、「**交感神経ブロック**」**で血流をよくして筋肉の緊張をほぐし、酸素や栄養を供給して、からだがもつ自然治癒力《しぜんちゆりょく》を作用させようとする方法**です。

なかでも「**星状神経節《せいじょうしんけいせつ》ブロック**」**は胸から上の箇所の痛み、つまり首の神経が関係する痛みをとる方法**です。この治療法では交感神経《こうかんしんけい》をブロックするので、休息用の副交感神経が優勢になり、思いもしない疾患に効果を発揮することがあります。痛みの悪循環《あくじゅんかん》を少しずつ解消するので、一般に治療をくり返さなければなりません。

星状神経節ブロックは首に注射をするので、患者の不安をかきたてます。ごく細い注射針で15秒以内に局所麻酔薬《きょくしょますいやく》を注入するのでチクリとするだけですが、「怖い」という患者の反応を避けることはできません。

医師は患者に効果の高さと安全性を十分に説明してから治療にとりかかります。患者に不安や疑念《ぎねん》があると、予期した効果があがらないからです。ほとんどの患者は回数を重ねるにつれ効果を実感し、チクリとした痛みを快いと感じるようになるそうです。

治療をうける患者はベッドに仰向けに寝てあごをつきだし、のどをさらけだす体位《たいい》をとります。血液中の酸素《さんそ》飽和度《ほうわど》をはかるモニターが接続され、首が広く消毒されます。医師は患者にリラックスするよう求めます。

のどに注射をするといっても、やみくもに注射針を刺すわけではありません。目標になるのは、首の骨の横に飛びだしている「星状神経節」という小さな骨です。

医師は2本の指で首の筋肉のあいだを探り、「星状神経節」をつきとめます。そして横につきでた骨の真ん中に、4~5ミリリットルの局所麻酔薬を注入します。すると星状神経節と首の交《こう》感神経節《かんしんけいせつ》に局所麻酔薬が広がり、全体を広くブロックします。

注射のあとは、注射をした箇所をしばらく圧迫して止血《しけつ》できたことを確認します。患者は30分ほど安静に寝ていてから止血を再確認されて起きあがります。患者はからだが軽くなったと感じるそうですが、3時間くらいは激しい動きをしないよう求められます。

なお「星状神経節」はのどの左右にあるので、ブロックされるのは、のどの右か左の片側だけで、ブロックの効果がでるのはからだの片側だけです。

◆「星状神経節ブロック」の広い効果

視床下部《ししょうかぶ》は自律神経系《じりつしんけいけい》のほかに、免役《めんえき》を支配する「免疫系」と、組織や器官の共同作業を調節する「内分泌系《ないぶんぴけい》」のコントロールセンターです。これらの系統は視床下部の血流がよくなることで、からだの広い範囲に影響をおよぼします。

「星状神経節ブロック」は頭、顔、首、肩、胸、腕の痛みをとるだけでなく、もっと広く不具合のある個所を治療します。**「顔面麻痺《がんめんまひ》」「突発性難聴《とっぱつせいなんちょう》」「メニエール」「網膜《もうまく》の微細な血管の閉塞《へいそく》」**

「**腎結石**《じんけつせき》」にも効果を発揮します。

「**喘息**《ぜんそく》」や「**アトピー性皮膚炎**《せいひふえん》」が好転《こうてん》することに驚く患者たちがいます。これらは自律神経《じりつしんけい》と免疫系《めんえきけい》の異常でおこる病気ですから、不思議に思うことはありません。おなじ原理で「**アレルギー性鼻炎**《びえん》」と「**花粉症**」にも効果を発揮しますが、このふたつは治りにくい病気ですから、患者の喜びは大きくなります。

腰痛と同時に婦人科の「**月経痛**」と「**月経異常**」にも良好な効果をあげます。「**ED**（勃起不全）」に効果があったという報告もあり、「**糖尿病**」がよくなったとか「**肝臓障害**」が改善されたという記録さえあります。

脊椎《せきずい》の障害では、周囲の組織のけいれんやストレスなどで症状が悪化し、原因がわからなくなる症例がありますが、これらも星状神経節《せいじょうしんけいせつ》ブロックの治療対象になります。

「帯状疱疹」の原因と対策

「星状神経節ブロック」がもっとも効力を発揮する分野のひとつは、「帯状疱疹《たいじょうほうしん》」の痛みと治ったあとの神経痛の治療でしょう。帯状疱疹は治りにくいうえに、痛みの強さはただごとではありません。とくに後遺症《こういしょう》の痛みは絶え間なくつづき、患者を苦しめます。

帯状疱疹の痛みには、NSAIDs《エヌセイズ》のような鎮痛剤《ちんつうざい》は効きません。痛みがつづくと、患者にストレスがたまって痛みがいっそう強くなり、うつ状態になることさえあります。

帯状疱疹の原因は**水ぼうそう**とおなじウイルスです。**国立感染研究所感染症疫学センター**の発表では、日本人の成人の約90%が水ぼうそうにかかったことがあるとされました。水ぼうそうのウイルスは症状が治ったあとも、神経の集まりの「神経節」に潜んでいて、疲労、ストレス、病気、加齢などで免疫力がおとろえると、また活動をはじめます。

帯状疱疹には10代からかかりますが、**免疫力のおとろえる50代からふえはじめ、加齢につれて増加**します。80代までに3人に1人がかかるというデータもあります。

●「帯状疱疹」の患者に97%以上効くワクチン注射

「帯状疱疹」には、50**歳以上を対象とするワクチン**があります。乾燥弱毒性水痘《かんそうじゃくどくせいすいとう》ワクチン「**ビケン**」が2016年に帯状疱疹の予防に適用されましたが、生《なま》ワクチンのため免役に問題のある患者や免疫抑制治療をうけている患者には使えませんでした。

2020年1月、筋肉注射用の乾燥組換え《かんそうくみか》帯状疱疹ワクチン「**シングリックス**」が発売され、これは免役に問題がある患者にも使えます。この注射薬は2か月のあいだをおいた2回の接種《せっしゅ》が必要なうえに、接種費用が約4万円かかります。

それでも「シングリックス」の**効果は97%以上**もあり、神経痛予防効果《しんけいつうよぼうこうか》も88・8%あります。「ビケン」のほうは帯状疱疹の発症を50%程度しか抑えられないが、症状を軽くするという意見もあります。

予防接種を知らなくて帯状疱疹にかかり、痛みに苦しむ患者はペインクリニックによる治療を検討すればいいでしょう。

筋肉の痛みをとる「運動神経ブロック」

3つめの「運動神経《うんどうしんけい》ブロック」は、筋肉を動かす骨格筋《こつかくきん》の運動神経をブロックします。このブロックでは、けいれんしている筋肉がゆるみますが、手足の筋肉もゆるんで一時的に動かなくなります。

腰の「硬膜外《こうまくがい》ブロック」や、脊髄《せきずい》の「くも膜下《まくか》ブロック」をすると、運動神経のほうもブロックされます。筋肉がゆるめば血流はよくなりますが、運動神経のブロックはできるだけ軽くしておきたいので、「顔面《がんめん》けいれん」が適切な治療対象とされます。

ペインクリニックでは、すでに説明したようにさまざまな方法が使われますが、外科や神経科と共同作業をすることや、内服薬や軟膏《なんこう》を使うこともあり、ばあいによっては漢方薬を使うこともあります。

ペインクリニックの解説書では、河手眞理子氏の『ペインクリニックでいろいろな病気を治せます』（保健同人社）が、総合的にまとまっていて参考になります。この著作は2008年の出版ですが、いまなお一読の価値を失っていません。

腰痛や神経障害性の痛みと漢方薬

漢方医は「腰痛」や「ぎっくり腰」というと、「芍薬甘草湯《シャクヤクカンゾウトウ》」を勧めます。「芍薬」は緊張した筋肉をゆるめる作用があり、「甘草」は痛み、炎症《えんしょう》、けいれんをしずめます。「ぎっくり腰」で「芍薬甘草湯」を服用して、効果の速さにびっくりする人たちもいます。しかし「芍薬甘草湯」には強い副作用もあり、服用は1週間以内にしておくべきだとされています。

この薬はまた「こむらがえり」にも効くことが知られています。

痛みの強い「ぎっくり腰」には、痛みどめに強い効力をもつ「治打撲一方《ジダボクイッポウ》」が併用されます。これは「芍薬甘草湯」とちがって、「桂皮《ケイヒ》」、「丁子《チョウジ》」、「大黄《ダイオウ》」、「樸《ぼく》そく」、「川骨《センコツ》」、「川芎《センキュウ》」、「甘草《カンゾウ》」という7種の生薬《しょうやく》が使われています。

2022年2月、「**第51回日本慢性疼痛学会**」で、**滋賀医科大学病院麻酔科**の中西美保氏は、治りにくいことで知られる「神経障害性疼痛《しんけいしょうがいせいとうつう》」にたいする漢方薬の効き方や、とくに「牛車腎気丸《ゴシャジンキガン》」の中枢神経系への効果と、早期の鎮痛効果への期待を報告しました。

10種類の生薬でできている「牛車腎気丸」は、血管の拡張や血流の促進のほか、「脊髄後角《せきずいこうかく》」の活性化を抑えこみ、神経障害性の痛みを抑えることがわかりました。この漢方薬の早い時期の投与が有効なことが、薬学的にはじめて明らかにされました。

「神経障害性疼痛」はさまざまな原因で興奮した神経が生みだす痛みで、「**帯状疱疹《たいじょうほうしん》のあとの痛み**」「**糖尿病性の痛み**」「**坐骨神経痛《ざこつしんけいつう》**」「**頸椎《けいつい》の神経痛**」が知られています。これらの痛みが慢性化すると社会的な苦痛までからみ、睡眠障害やうつ状態になることもありますので医療関係者に相談し、さまざまな治療法を活用して根治《こんち》をはかってください。

慢性の痛みにたいする漢方薬の効果のエビデンスが蓄積されており、とくに高齢の患者の痛みを軽くし、ＱＯＬを改善する効果があらためて見なおされています。

04

関節の痛みの新たな展開

●ヒザの痛みなどの「変形性関節症」の治療法

骨と骨が接する関節《かんせつ》の表面は軟骨《なんこつ》でつつまれていますが、加齢、運動のしすぎ、肥満による体重の増加、けがなどで軟骨が変化して「**変形性関節症**《へんけいせいかんせつしょう》」がおこります。日本の変形性関節症の患者では、45歳以下では男性、55歳以上では女性が多く、70代の女性では70％がこの病気にかかります。

変形性関節症では腰椎《ようつい》、股関節《こかんせつ》、足関節《あしかんせつ》などの痛みもありますが、圧倒的に多いのは「変形性《へんけいせい》膝関節症《ひざかんせつしょう》」で、50歳以上では男女の数多くの患者がいます。中年以降の女性には、指の使いすぎによる親指のつけ根の関節に痛みをもつ患者も少なくありません。

変形性膝関節症の初期には、立ちあがりや歩きはじめに痛みを感じますが、ひとやすみすれば治ります。中期になると、動くときに痛みがでるようになり、階段の登り降りが困難になります。ヒザの曲げ伸ばしや、正座やしゃがむことも辛くなるでしょう。

末期《まつき》になると、ヒザがまっすぐに伸びなくなるし曲がりにくくなります。歩くことがむずかしくなり、ヒザ関節の変形がめだって、いわゆるO脚《オーきゃく》になります。

「ヒザ関節」のなかはヒアルロン酸とタンパク質でできた液体で満たされていますが、関節症がおきるとヒアルロン酸の濃度が低下し、粘り気がなくなって軟骨がへりはじめます。この症状がおきると日常生活が阻害《そがい》され、支援や介護を必要とするようになりますが、**変形性関節症だけで支援と介護の1位の11%（67万人）**を占めています。

日本最大の「**変形性関節症の調査**（ROAD）」によれば、X線で診断される**患者は2530万**人もいて、**男性が860万人、女性が1670万人**とされています。原因は半月板損傷《はんげつばんそんしょう》のようなケガと、女性では関節を支える筋力の低下と肥満にあるとされます。専門医は**ヒザ関節を支える太ももの筋肉をきたえると、痛みがとれる**と指導します。

2023年3月、アメリカの**スタンフォード大学**のマチュー・ベーカー氏と研究チームは、

「喘息《ぜんそく》」と「アトピー性皮膚炎《せいひふえん》」の患者は「変形性関節症（ＯＡ）」の危険性が高いという分析結果を発表しました。この2つの症例のほかにも、**食物アレルギー、アレルギー性鼻炎、花粉症など**が**関係**する可能性が高いとされました。

チームは喘息やアレルギーの既往症《きおうしょう》のある4万3728人と、既往症のない7万699人を比較分析し、既往症のある人のＯＡにかかる率が42％も高いことを証明しました。かつての研究では、**抗ヒスタミン剤が関節の変形を遅らす**と報告されています。

「マスト細胞（アレルギーに関係する細胞）の活性やヒスタミンの作用を抑える薬はたくさんあり、それらを活用することでＯＡのリスクを低下させられるのではないか」とベーカー氏はいっています。

変形性関節症の治療法

変形性関節症の治療には「安静《あんせい》」が求められ、「**ヒアルロン酸注射**」や「**アセトアミノフェン製剤**」が使われてきました。ヒアルロン酸は皮ふ、軟骨《なんこつ》、眼球に広く分布していて、「ヒアルロン酸製剤」には**注射剤以外にも、経口薬、添付薬、塗り薬**があります。

「アセトアミノフェン製剤」は脳の体温調節中枢《たいおんちょうせつちゅうすう》に作用し、解熱《げねつ》と痛みの緩和《かんわ》に使われます。ヒザ関節の変形がひどくなれば、整形外科で人工骨との置換手術《ちかんしゅじゅつ》がおこなわれます。

関節痛の治療では、非ステロイド性の鎮痛薬「NSAIDs《エヌセイズ》」は腎臓《じんぞう》などに負担かかかり、長期の投与はできるだけ避けたいとされ、副腎皮質《ふくじんひしつ》ステロイドの関節腔内投与《かんせつくうないとうよ》は、安全性からひんぱんな使用や長期的使用は推奨されていません。

「FD-HA（ジョイクル）」の即効性と持続性

2021年5月、「変形性関節症《へんけいせいかんせつしょう》」の治療薬として「FD-HA」（ジョイクル）が発売されました。抗炎症薬「**ジクロフェナク**」（FD）と「**ヒアルロン酸**」（HA）を結合させた注射薬で、4週に1度関節に注入すればよい利便性と持続性が評価されています。

「FD-HA」の治療範囲は、**ヒザ関節のほか肩関節、股関節、手の指の関節、脊髄《せきずい》**とされています。

2021年の「メディカル・トリビューン」紙の特集で、**帝京大学病院整形外科**教授の中川匠氏は、国内初の変形性関節症の治療薬となった「FD-HA」について、

「使いはじめてすぐに症状が改善する患者が多い。投与から1～2か月で効果を実感する患者が少なくないのではないか」

といっています。

●腰痛などにも使える「ジクトルテープ」

2022年6月、がんの痛みどめに使われている「**ジクトルテープ75㎎**（ジキロフェナクナトリウムテープ）」が**腰痛《ようつう》、肩こり、五十肩《ごじゅうかた》、変形性膝関節症《へんけいせいひざかんせつしょう》の鎮痛用**にも使えることになりました。外用薬としては世界初の全身に作用するNSAIDs《エヌセイズ》です。

1日に1度、1枚か2枚を貼りかえるだけでよく、消化器を経由せずに全身の血液中をくまなく循環します。**飲み薬を使えない患者にも利用**でき、血中濃度《けつちゅうのうど》を24時間安定して維持しながら、持続的に痛みを抑えます。

ほかの貼り薬とちがって痛みのある箇所に貼る必要はなく、いつでもどこにでも貼れるので、肌のかぶれの心配はありません。

2023年2月、久光製薬主催の「メディアセミナー」で、**福島県立医科大学整形外科学講座**

の二階堂卓也氏は、このテープについて、つぎのようにいっています。

「従来の局所作用型湿布薬《しっぷやく》とちがうので、適正使用をうながす服薬指導が重要だ」

痛みを生みだす要素には、痛みの受容器《じゅようき》が活性化しておこる「侵害受容性疼痛《しんがいじゅようせいとうつう》」、感覚神経系の異変でおこる「神経障害性疼痛《しんけいしょうがいせいとうつう》」、痛みが長引かないかという不安と恐怖による「心理社会的《しんりしゃかいてき》因子《いんし》」があるそうです。

つまり二階堂氏は腰痛には複数の痛みの原因がかかわり、患者ごとに原因の比率がちがうといっています。だから新しいテープの使用には、注意が必要だというのです。

「痛みがあるときだけ貼ったり、痛みのある個所に何枚も貼ったりすると、成分の血中濃度《けつちゅうのうど》が安定しないので、思うような効果があがらない。また成分の血中濃度が高くなりすぎるとリスクがつきまとう」

というのが二階堂氏の見解です。

●ヒザの痛みに「末梢神経ラジオ波焼灼療法」が保険適用

2023年6月1日、変形性膝関節症《へんけいせいひざかんせつしょう》に「末梢神経《まっしょうしんけい》ラジオ波焼灼療法《はしょうしゃくりょうほう》」が保険適用になりました。適用になったのは「**Coolief疼痛管理用高周波システム**」（横浜市のアバノス・メディカル・ジャパン）を使うラジオ波焼灼療法で、変形膝関節症の痛みをもつ患者のうち、従来の治療法が効かない人たちが対象です。

これまで薬や関節内注射のような保存療法が効かなくなると、人工膝関節《じんこうひざかんせつ》といれかえる手術しか選択肢がなかったのですが、高齢の患者や合併症《がっぺいしょう》をもつ患者には手術はリスクが高かったので、たいへんな朗報だということができるでしょう。

具体的な手順は、標的とする神経に局所麻酔剤《きょくしょますいざい》を注射して痛みをとる効果を確認してから、エコーをガイドにして上外側膝神経《うえそとがわしつしんけい》、上内側膝神経、下内側膝神経に針を刺し、ラジオ波を1か所に2分30秒流して末梢神経《まっしょうしんけい》を焼き切ります。

これで痛みがとれるのですが、当分は「日本整形外科学会専門医」がいる施設でしか実施されず、医師のほうは「**日本関節学会**」と**アバノス・メディカル・ジャパン**が共催する講習会で研修をうけることを義務づけられます。

従来の治療法の有効期間は短く、もっとも持続期間の長い関節内注射でも1～2週間しかもちませんでした。機器の開発に関係した**近畿大学医学部**名誉教授の赤木将男氏は、「手技にかかる時間は45分から1時間程度で、効果は1～2年つづく。痛みをとる効果は関節内注射にまさると報告されており、保存療法と手術のあいだを埋める新たな治療選択肢といえる」といっています。痛みが再発すれば再治療できるとされています。

◆関節リウマチに「ウパダシチニブ」が長期的に有効

「関節《かんせつ》リウマチ」は「**サイトカイン」という物質の作用で、関節のなかにある「滑膜《かつまく》」が異常増殖することでおこる慢性《まんせい》の炎症《えんしょう》の痛み**です。滑膜とは関節の内側をおおっている厚さ1ミリもない薄い膜で、軟骨《なんこつ》の働きを助けています。

はじめは朝起きると手の指がこわばる感じになり、人によってはヒザ関節や股関節《こかんせつ》に水がたまって動きにくくなります。炎症が進行すると関節が破壊されて機能障害がおこり、手や指や足が変形して日常生活にさしさわりが生じます。痛みのほかに貧血、微熱、全身倦怠感《ぜんしんけんたいかん》のような合併症《がっぺいしょう》がおこることもあります。

原因として遺伝説のほか細菌やウイルスの感染説がありますが、からだがからだの一部を異物と認めて抗体をつくる反応をする「自己免疫疾患」と考えられています。診断は「**米国リウマチ学会**」の診断基準により、「**X線検査**」「**臨床症状**」「**血液検査**」でおこなわれ、CT、MRI、**エコー**による画像診断も実施されます。

患者数は70万人とも100万人ともいわれますが、とくに**30〜50歳代の女性**に多く、早期治療が大切です。「**抗リウマチ薬**」と「**非ステロイド消炎薬**」を基本にして、「**ステロイド薬**」「**生物学製剤**」や「**メトトレキサート**」を中心とする「免疫抑制薬」が使われ、「**ステロイド薬**」や「**ヒアルロン酸製剤**」の関節内注射も主要な選択肢です。

「生物学製剤《せいぶつがくせいざい》」とは、生物からとれるタンパク質を応用した薬剤です。現在、「**抗リウマチ薬**」のほかに、サイトカインの作用を抑える「生物学製剤」として、高い抗炎症作用をもつ「**インフリキシマブ**」「**エタネルセプト**」「**ダリムマブ**」と、「インターロイキン6」を抑える「**トシリズマブ**」が使われています。

2023年4月、「**第67回日本リウマチ学会**」で**東邦大学内科学講座膠原学分野**教授の亀田秀人氏は、「**ウパダシチニブ**」の5年間の治療成績による長期にわたる有効性と安全性を報告しました。

「ウパダシチニブ」は「ヤヌスキナーゼ」という酵素の働きを阻害する経口薬で、従来の「合成抗リウマチ薬」では効果の不十分な中程度から重度のリウマチ患者に、単剤か「メトトレキサート」との併用で使われます。成人では1日に1回15㎎を投与しますが、7.5㎎にかえることもできます。亀田氏は、

「いずれの用量でも長期的な有効性が維持された。従来の合成抗リウマチ薬では効果の不十分な日本人患者に、長期治療の選択肢になることができる」

といっています。

●はっきりした原因のなかった「第3の痛み」

2022年2月の「毎日新聞」によれば、これまで明確な原因のなかった痛みの解明がすすみ、**国際疼痛学会**が2017年に「**第3の痛み**」として分類した痛みを、痛みにかかわる国内の8つの学会が「痛覚変調性疼痛《つうかくへんちょうせいとうつう》」と呼ぶことにしました。

外傷や神経の障害のようなはっきりした原因のなかった痛みに、脳の神経回路《しんけいかいろ》の変化が関係していることがわかり、治療法の開発が期待されることになりました。原因のわからない長引く痛みに苦しむ人たちにとって、希望がもてる情報でしょう。

脳の神経回路は出来事を学習し、記憶するときに変化しますが、人間関係からうける強いストレスや、けがや神経障害の痛みでも変化し、脳機能《のうきのう》が変調することがあります。この変調の原因がなくなっても、神経回路の変化がのこれば痛みものこります。

既出の**東京慈恵会医科大学痛み脳科学センター**教授の加藤総夫氏は、

「記憶したことでも時間がたてば忘れられるように、脳の神経回路が書き換われば痛みが消える可能性がある。これまで分類不能だった痛みにも、効果的な治療法や治療薬が確立されていくだろう」

といっています。

「痛覚変調性疼痛」は精神疾患の治療でよくなる可能性があるとされます。しかし患者のなかには、自分の痛みが心の問題とは無関係だと考えて、抗うつ薬などによる治療を拒否する例もあるそうです。

東京大学病院緩和ケア診療部の部長・住谷昌彦氏は、

「うつ病患者の6割が腰痛《ようつう》や頭痛のような慢性的《まんせいてき》な痛みをもっている。明確な精神症状のないうつ病患者も多い」

といっています。しかし、**精神科医との協力で「痛覚変調性疼痛」がよくなった患者**も少なくないそうです。

それでも、長引く痛みを「心の問題」だと自己判断し、放置しておくのは危険だとされます。どんな病気が隠されているかわからないからで、原因のわからない痛みがあったら早い段階で検査をうけ、からだに異常がないかどうかの確認を常識にしたいものです。

「変形性膝関節症（ロコモ）」の手術支援ロボット

「変形性膝関節症《へんけいせいひざかんせつしょう》」とは、ひざ関節の軟骨《なんこつ》がすりへって関節の骨と骨がぶつかりあい、痛みがでる症状です。この症状は「**ロコモティブシンドローム**」と呼ばれており、一般には「ロコモ」と表現されています。

「ロコモ」はひざが外側や内側に曲がるO脚《オーきゃく》やX脚《エックスきゃく》になりがちな日本人にとくに多く、**厚労省**などによると**潜在的な患者は３０００万人**とされますが、**日本整形外科学会**は「**ロコモ度１**」**以上の患者を、４５９０万人**と推定しています。

「ロコモ度」にはテスト方法があり、「**ロコモ度１**」は移動機能の低下がはじまっている状態、「**ロコモ度２**」は移動機能の低下が進行している状態とされ、70〜80代が中心となっています。「ロコモ度」のチェック方法や予防法などは、「**ロコモチャレンジ！推進協議会　公式サイト**」などをみてください。

２０２２年の「**健康長寿ネット**」はロコモの患者が「要支援１」の52・１％にあたる93万４０００人、「要支援２」の49・６％にあたる94万４０００人を占めるとしています。日常生活に支援を要するロコモの患者が、要支援の半分を占めるということです。

ひざの痛みには一般に、関節を満たしている液体の成分とおなじ「**ヒアルロン酸**」を注入し、痛みをやわらげる治療をしますが、痛みがそれほどひどくなければ、靴の底にサポート器具をつける方法や、ひざの筋肉をきたえる方法がありますが、それでも対応できなければ手術をうけることになるのでしょう。

ロコモの患者で、ひざ関節に「**インプラント**（人工関節）」をいれる置換手術《ちかんしゅじゅつ》をうける人は1年間に8万人もいて、70代がもっとも多いそうです。最近では「AI」（人工知能）に支援される「**手術支援ロボット**」が認可され、保険もきく精密な手術ができるようになっていて、治療技術は飛躍的に向上したといわれます。

2021年12月の「**日経メディカル**」で、2019年から3社の手術ロボットが日本に導入され、基本的な仕組みは共通していても、独自の特色を生かして使用されている実体が、それぞれの要点を比較した一覧表とともに紹介されました。

3社の機器とは、「**日本ストライカー**」（本社はアメリカ）の「**Makoシステム**」、イギリスの「**スミス・アンド・ネフュー**」の「NAVIO」と後継機《こうけいき》種《しゅ》の「CORI」、アメリカの「ジンマー・バイオメット」の「ROSA Knee」です。

●「手術支援ロボット」の実際

「手術支援ロボット」では、**ドリル**（ドリルバーつきハンドピース）をヒザにあてると、赤外線カメラなどで構成されたひざ関節の3次元画像が、モニターに映しだされます。つまり傷んだ関節をけずる角度や、最適の人工関節のサイズなどが算出されます。

機器によっては撮影した画像を本国の専門施設に送信し、CTのデータをもとに3次元化した関節の形状から、関節をけずる深さとインプラントをとりつける位置などについて、事前の計画プランがつくられます。治療はこのプランをもとに計画されます。

関節をけずりすぎそうになると、機器が0・5ミリ単位の誤差《ごさ》で自動的に停止し、モニターの画像で、予定された人工関節と完全にあうかどうかが確認されます。わずかなズレでも、長いあいだに使用者に違和感《いわかん》がでることがあるので、これがロボットの大きなメリットです。人工関節は超高分子量《ちょうこうぶんしりょう》のポリエチレンでできています。

症状で治療時間はちがいますが、約2時間と以前より短くなり、痛みも出血量も少なくなったそうです。医師は重症になると治療が複雑になるので、早期に治療を決断してほしいといっています。

治療のあとは入院して、リハビリをする必要があります。早い患者では手術の翌日からリハビリをはじめ、2週間で退院するそうです。

治療費は症例によって違いますが、75歳から安くなり、入院費もふくめて驚くような額ではありません。いろいろな特典もありますので、治療施設とよく相談してください。いいことづくしの手術ロボットですが、いまのところ実施施設が少ないのが問題点です。しかし存在価値が高いので、急速に普及すると思われます。

第五章

「骨粗しょう症」の予防と治療

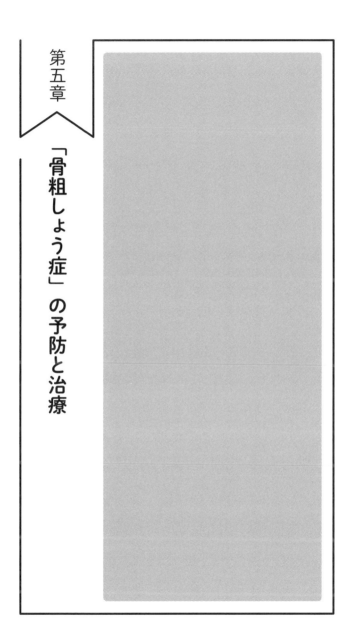

01

骨粗しょう症を放置するのは危険

「骨粗しょう症」の治療が必要な理由

「骨粗しょう症」も「**エストロゲン**」の**分泌《ぶんぴつ》の低下**で**中高年の女性を中心**に発症《はっしょう》し、**女性の980万人にたいして男性が300万人**とされています。患者はあわせて1280万人もいるのに、薬で治療しているのは、20～30％にあたる250～350万人しかいないとされます。

生きている骨の細胞は、たえず古い細胞と新しい細胞がいれかわります。古い細胞を破壊するのは「破骨細胞《はこつさいぼう》」で、新しい細胞をつくるのが「骨芽細胞《こつがさいぼう》」ですが、加齢とともにこのバランスがくずれて骨細胞の密度が低下します。

これが「骨粗しょう症」の原因で、「**コラーゲン**」と「**カルシウム**」の**不足**でおこり、**60代から80代にかけて進行**します。これをカバーする薬が4種類ありますが、いずれも問題がないわけではありません。

たしかに骨粗しょう症自体には痛みがありませんが、**骨粗しょう症の患者の17・2%が関節に痛みをもち、15・2%が転倒したり骨折したり**しています。骨折は手首に多いのですが、背骨、足の太もものつけ根、腕のつけ根が骨折すると寝たきりになり、命をちぢめる結果になりかねません。骨粗しょう症の治療に使われるのは以下の薬です。

（1）破骨細胞の活動を抑える「ビスホスホネート」

骨粗しょう症のこの経口薬《けいこうやく》では、服用の前後に空腹でなければ吸収率が大きく低下します。服用後30～60分はからだを起こしておかないと、薬の成分が逆流して食道に炎症《えんしょう》や潰瘍《かいよう》がおきることがあります。

注射薬では投与後に筋肉痛、関節痛、発熱、全身倦怠感がおきることがあり、腎障害《じんしょうがい》があると使用は要注意です。経口薬も注射薬も使用中に歯の治療をすると、あごの骨が溶ける「顎骨壊死《がっこつえし》」がおきることがあり、これがおきると治療に1年近くかかり、手術が必要なこともあります。

（2）破骨細胞の形成を抑える「デノスマブ」

半年に1度の骨粗しょう症の皮下注射です。腎障害があると要注意で、こちらも「顎骨壊死」のリスクがあります。症状の重い患者に使われますが意外に骨折が多く、投薬を中止すると破骨細胞がいっきに活動をはじめます。

（3）エストロゲンのような働きをする「SERM（サーム）」

SERMは骨密度を高める効果が弱くても、背骨の骨折は減少します。足の静脈《じょうみゃく》が血栓症《けつせんしょう》をおこすリスクがあり、更年期障害《こうねんきしょうがい》を悪化させることがあるともいわれます。50〜60代の女性によく使われ、1日に1回1錠を服用します。

（4）骨の形成を促進する「フォルテオ」と「テリボン」

いずれも皮下注射で、背骨の骨折には効果がありますが、ほかの箇所の骨折はそれほど防げません。「フォルテオ」は24か月以上、「テリボン」は18か月以上使えません。ともに吐き気、目まい、頭痛、動悸《どうき》の副作用があります。新しい皮下注射の「イベニティ」は骨折を強力に防ぎますが、12か月以上は使えません。顎骨壊死《がっこつえし》、心筋梗塞《しんきんこうそく》、脳梗塞《のうこうそく》の副作用があるのではないかといわれています。

「ビタミンD3」と「カルシウム製剤」

活性型の「ビタミンD3」は腸からのカルシウムの吸収を高め、骨量《こつりょう》をふやします。皮ふや筋肉にも作用し、炎症《えんしょう》などを抑えます。しかし、とりすぎると副作用があり、3か月以上の服用は望ましくありません。

「カルシウム製剤」のほうは長くつづけると、「高カルシウム血症《けつしょう》」になることがあるので注意が必要です。副作用では悪心《おしん》、嘔吐《おうと》、倦怠感《けんたいかん》、食欲不振《しょくよくふしん》、多尿《たにょう》、尿路結石《にょうろけつせき》、中枢神経障害《ちゅうすうしんけいしょうがい》が知られています。不整脈の原因になると、命にかかわることもあります。

カルシウムは食生活で日常的に、牛乳、乳製品、大豆製品、魚介類、海藻類でとることを心がけたほうが安全です。

◆骨粗しょう症の薬の使用者が骨折する理由

医師のなかには、骨粗しょう症の薬を使っても骨折を防げないのは、骨がカルシウムだけでなく、3分の1がコラーゲンでできていることを無視するせいだという医師たちがいます。たしかに骨粗しょう症の薬の使用者に、骨折する人たちがいます。

骨折がコラーゲン不足のせいだとすれば、加齢とともに体内のコラーゲンの産出量が減少するので、その生成をうながすには、コラーゲン製剤を使うしかないでしょう。

人のからだを体重比でみると、**60%が水分、20%がタンパク質、15%が脂肪で構成**されています。そのタンパク**質の30%をコラーゲンが占め、コラーゲンの40%が皮ふに、10~20%が骨と軟骨に、のこりの40~50%が全身の組織**にふくまれているとされます。コラーゲンをとると全身に作用するのは、このような理由からでしょう。

天然のコラーゲンは1000個のアミノ酸でできたクサリが、3本よりあわされてできています。つまり3000個という分子量《ぶんしりょう》が大きすぎて、人間の消化器官では消化・吸収できないというのが、医学や栄養学を学んだ人たちの常識でした。

さらにコラーゲンを摂取《せっしゅ》しても、体内でアミノ酸に分解されるだけだから、有効に作用しないともいわれてきました。ところが一般には経験から、口からとったコラーゲンが傷の治りを速め、肌や関節の状態を改善するとされてきました。

コラーゲンを酵素《こうそ》などで加水分解《かすいぶんかい》し、低分子化《ていぶんしか》した「**コラーゲンペプチド**」と呼ばれるタンパク質があります。「ペプチド」とは「消化できる」というギリシア語を語源とした言葉で、アミノ酸が短いクサリ状につながった分子のことです。

タンパク質とは、50個以上のアミノ酸でできたもののことで、2個から50個以下のアミノ酸でできたものが「ペプチド」と呼ばれます。近年、ペプチドの生理上の活性作用が注目されてきました。

ペプチドのなかでも、2個のアミノ酸で構成された分子を「**ジペプチド**」、3個のアミノ酸で構成された分子を「**トリペプチド**」、10個以下のアミノ酸で構成された分子を「**オリゴペプチド**」と呼んでいます。ペプチドを1個にすると、アミノ酸になってしまうので意味がありません。

この数年、低分子化された「コラーゲンペプチド」が、体内で作用するメカニズムが解明されてきました。体内に摂取された「コラーゲンペプチド」のかなりな部分が血中に吸収され、「ジペプチド」や「トリペプチド」となることがわかりました。それがダメージをうけている組織の線維芽細胞《せんいがさいぼう》を増殖させるというわけです。

2016年、**京都大学大学院農学研究科**教授・佐藤健司氏は、10グラムのコラーゲンペプチドを摂取《せっしゅ》した5人の人たちの血液中に、「ジペプチド」や「トリペプチド」が数時間のこり、組織の傷を治す作用を促進することを証明しました。

教授は2020年6月の「**第45回日本香粧品学会**」でも、「**コラーゲンペプチドの効果のメカニズム**」を発表しています。

2021年7月、**城西大学薬学部医療栄養学科**教授・真野博氏の研究グループは、ほかの大学や組織との**産学共同研究**で、「**ACOP**（活性型コラーゲンオリゴペプチド）**を高感度に認識する抗体を用いた尿中ACOPの測定法**」を確立し、その結果を発表しました。

ACOPが皮ふ、骨、軟骨、筋肉などの損傷の予防や回復を促進する効果が認められ、低分子のコラーゲンペプチドの摂取《せっしゅ》で、体内にACOPが効率よく補充されることが解明されました。

製品化されたコラーゲンペプチドでは、**金沢医科大学の産官学ベンチャー企業「エムシープロット・バイオテクノロジー」**と共同開発した「**ヒロ・コラーゲン**」（かえでプランニング0120-966-757）が注目されます。

これはコラーゲンペプチドを3個にまで低分子化した国内でも数少ない製品で、**ウコン末**（ターメリック）の主成分の「**クルクミン**」を配合しているところが独特です。この製品はもちろん足腰の痛み、肩こり、関節痛《かんせつつう》にも効果を発揮します。

●男性の骨粗しょう症の原因は「下肢筋量」の低下

2023年5月、「**第96回日本整形外科学会**」で、**聖隷佐倉市民病院整形外科**の水谷雅哉氏が、骨粗しょう症の男性では「骨格筋量《こっかくきんりょう》」、とくに「下肢筋量《かしきんりょう》」が低いことを報告しました。

すでに説明したように**300万人もいる男性の骨粗しょう症患者**は、高齢化とともに増加しています。代表的な合併症の大腿骨骨折《だいたいこつこっせつ》と死亡の比率では、女性の2・18にたいして男性では3・17と高く、それだけに早期発見と治療が必要だと考えられています。

女性の骨粗しょう症の原因は、加齢にともなう骨や筋肉の力の減少とされますが、男性では糖尿病と胃の切除や、前立腺がんのホルモン遮断治療が原因とされています。しかし骨粗しょう症と筋量《きんりょう》の関係を調べた研究はありませんでした。

水谷氏は**千葉大学大学病院**を受診して、骨密度《こつみつど》と身体組成の検査をうけた99人の男性の腰椎《ようつい》と大腿骨の骨密度をはかり、標準偏差以下の人たちを骨粗しょう症としました。骨粗しょう症の患者は下肢の筋量と骨格筋量の指数がとくに低いことに気づきました。

これまで男性の骨粗しょう症の危険因子として、**低体重、低いBMI、日常生活動作の低下、喫煙、過度の飲酒、ステロイドの使用**があげられてきましたが、新たに「下肢筋量」の低下がクローズアップされたのです。

「男性の骨粗しょう症を予防し、日常生活の動作を維持し向上させるには、下肢を中心とした筋力トレーニングが重要である」

と水谷氏は報告しています。

おわりに——明るい暮らしが見通せない時代と社会

日本は超高齢化社会に突入しています。65歳以上が総人口の７％をこえれば高齢化社会、２倍の14％をこえれば高齢社会、３倍の21％をこえれば超高齢化社会とされるのに、２０２５年の日本は30％をこえます。これは世界でもトップレベルの超々高齢社会です。

日本創成会議の発表では、２０４０年に、現在の１７１８か所の自治体のうち半数以上の８９６の自治体が崩壊します。人口が１万人を切ると自治体は成り立たず、警察も消防署も水道局も、公立病院も公立学校も維持する能力を失います。

高齢化率が50％をこえて機能を維持できなくなった地域社会は限界集落《げんかいしゅうらく》と呼ばれます。国の２００６年の調査では、限界集落は全体の12・７％にあたる７８７８か所でしたが、２０１９年の調査では32・２％に相当する２万３７２か所にふえていました。全国の集落の３分の１が限界集落になっていたのです。

地方はさびれるいっぽうですが、地方がさびれれば中心の大都市も衰退します。それに東京でも豊島区、大阪では西成区と大正区が崩壊自治体とされます。

高齢化には、出産数の減少で総人口がへりつづけることにも原因があります。いまは子どもから目がはなせず、子どもの身体面と精神面の健康にも注意が欠かせません。子どもがふえればふえるだけ親は喜びよりも気苦労が多くなります。それに若い人たちは結婚して子どもを生むことに、あまり意義を認められないのでしょう。少子化は未来に希望がもてず、不安しかない現代先進国社会の共通現象です。

われわれは先の読めない時代と社会に暮らしています。こんな状況で重い病気になったら悲惨な状態になるでしょう。われわれは自覚して自分と家族の健康をまもっていくしかありません。そのためには新しい医療情報を生かし、意識的に日々をすごしていくことが必要です。本書がそのためのお役にたてれば幸いです。

2023年10月

藤野　邦夫

幸せな老後を迎えるための

最新医療情報

2024年1月16日　第1版 第1刷発行

著　者　藤野 邦夫
発行者　柳町 敬直
発行所　株式会社 敬文舎
〒160-0023　東京都新宿区西新宿 3-3-23
ファミール西新宿 405号
電話　03-6302-0699（編集・販売）
URL　http://k-bun.co.jp
印刷・製本　中央精版印刷株式会社

造本には十分注意をしておりますが、万一、乱丁、落丁本などがございましたら、小社宛てにお送りください。送料小社負担にてお取替えいたします。

Printed in Japan ISBN978-4-911104-33-0